高血压病用药与食疗

主　编

陈惠中　陈　斌

副主编

王曙东　张　彪　李乐军　陈　胜

编　者

陆健敏　熊　超　刘新卷　孟　音

朱华路　张文君　陈晓清　徐　锋

陈　胜　李乐军　张　彪　王曙东

陈　斌　陈惠中

U0386459

金盾出版社

内 容 提 要

　　本书介绍了高血压病医学常识、高血压病西医用药、高血压病中医用药，以及高血压病辨证食疗、药食兼用品食疗和食品食疗。内容深入浅出、通俗易懂、便于操作，突出了科普性、实用性和群众性，既适合广大城乡群众家庭实践，又适合广大基层医护人员参考应用。

图书在版编目(CIP)数据

　　高血压病用药与食疗/陈惠中，陈斌主编. —北京：金盾出版社，2019.7
　　ISBN 978-7-5186-1556-8

　　Ⅰ.①高… Ⅱ.①陈… ②陈… Ⅲ.①高血压—用药法②高血压—食物疗法 Ⅳ.①R544.105②R247.1

　　中国版本图书馆 CIP 数据核字(2018)第 240373 号

金盾出版社出版、总发行
北京太平路 5 号(地铁万寿路站往南)
邮政编码：100036　电话：68214039　83219215
传真：68276683　网址：www.jdcbs.cn
三河市双峰印刷装订有限公司印刷、装订
各地新华书店经销
开本：850×1168　1/32　印张：4.25　字数：105 千字
2019 年 7 月第 1 版第 1 次印刷
印数：1～5 000 册　定价：13.00 元

前　言

根据高血压的发病原因不同,可将高血压分为两类,即原发性高血压和继发性高血压。原发性高血压又称高血压病,是指原因不明的高血压;继发性高血压又称症状性高血压,是指某些疾病并发的高血压。高血压病是世界范围内的常见病、多发病,具有发病率高、致病因素多、发病机制复杂、多基因异常、多脏器损害和代谢紊乱等特点。我国高血压病及其防治还存在着三高、三低和三个误区的现象。三高即患病率高、死亡率高、致残率高;三低即知晓率低、服药率低、控制率低;三个误区即不愿意用药、不难受不用药、不按病情轻重科学用药。为普及高血压病防治知识,提高全民族健康水平和生活质量,我们编写了《高血压病用药与食疗》一书,就在于让广大城乡群众和广大基层医护人员认识高血压病,正确用药与食疗来防治高血压病,并尽量控制高血压病并发症的发生。

本书内容分为四部分,即高血压病医学常识、高血压病西医用药、高血压病中医用药和高血压病食疗。其中高血压病食疗包括高血压病辨证食疗、高血压病药食兼用品食疗和高血压病食品食疗。本书内容深入浅出、通俗易懂、操作简便,突出了科普性、实用性和群众性,既适合广大城乡群众家庭实践,又适合广大基层医护人员参考应用。

本书所引用的资料,主要来自国内外一线高血压病诊疗专家的前沿科研成果,在此,对他(她)们的辛勤劳动,表示衷心的感谢!因编者水平有限,书中难免有错误和不足之处,恳请广大读者批评指正。

陈惠中

目　　录

第一章　高血压病医学常识

一、血压的形成和生理变化

1. 血液循环的构成和功能

心脏是血液循环的动力器官,是血液循环的中心。由心肌的节律性收缩产生动力,即产生将血液向前推进的压力,从而使血液从心脏左心室排出,沿着大动脉、小动脉流到全身各个部位,再经由毛细血管,沿静脉返回心脏右心房,如此循环不息。因此,心脏搏动一旦停止,血液循环就将中断。根据血液循环途径不同,分为体循环、肺循环和心脏循环。

(1)体循环。又称大循环,是身体重要的血液循环路线。从心脏左心室排出的血液,沿着主动脉流动,经从主动脉分出的大动脉,向身体各部位延伸。流向身体上部的大动脉,是从主动脉分出的颈总动脉、锁骨下动脉等;流向身体下部的大动脉,是从主动脉分出的腹腔动脉、肾动脉、肠系膜动脉、髂总动脉等。小动脉在身体各部位形成毛细血管,血液将氧气和营养运送到身体各组织的每个细胞,并吸收细胞中的二氧化碳和废物。经过新陈代谢的血液,再由静脉返回心脏右心房。像这样,血液沿着"心脏→主动脉→大动脉→小动脉→身体各部位毛细血管→静脉→心脏"的路线循环,称为体循环。所以,体循环的主要功能是运送氧气和营养,并带走二氧化碳和废物,从而使身体各组织的每个细胞,都得以生存并发挥各自的功能。

(2)肺循环。静脉汇集的静脉血,由心脏右心房进入右心室,经肺动脉(含静脉血)分别延伸向左右两侧肺部,并形成毛细血管,血液到达肺泡后,排出二氧化碳、吸收氧气,经肺静脉(含动脉血)

流入心脏左心房,再由左心房进入左心室,血液继续进行体循环。像这样,血液沿着"心脏→肺动脉→肺毛细血管→肺静脉→心脏"的路线循环,称为肺循环,又称小循环。肺循环的主要功能是排出二氧化碳、吸收氧气,并保持血液呈适度碱性。

(3)心脏循环。心脏收缩时,血液沿着"心脏→冠状动脉→心脏毛细血管→冠状静脉→心脏"的路线循环,称为心脏循环,又称冠状循环。这是一种自给自足的循环,即心脏本身虽拥有许多血液,却无法直接从心脏内的血液中获得能量补给,而必须依靠由体循环分支出来的冠状动脉来供给。所以,心脏循环的主要功能是供给心肌细胞氧气和营养,即供给心脏能量,以保证心脏的正常工作。

2. 血压的含义和功能

血压是指血液在血管内流动时对血管壁产生的压力,因为是在动脉血管上测量出来的,故又称动脉压。血压高过大气压的数值称为血压值,是以心脏收缩时产生的收缩压与心脏舒张时产生的舒张压之比(即收缩压/舒张压)来表示的。在正常情况下,虽然血压不断地发生波动,但由于身体内存在着各种调压控制系统,故血压常维持在相对稳定的生理范围之内。

血压的功能,在于使动脉内保持一定的压力,以使血液在循环系统内不停的正常运行,以维持身体健康的生命状态。心脏收缩时,含有氧气和营养的新鲜血液被挤压到动脉内,并沿着动脉向前流动,具有弹性的动脉也相应地扩张,从而使血流动力得到一定的缓冲而不至于过高;心脏舒张时,虽然停止了对血液的挤压,但由于动脉的弹性回缩,仍可使血液继续向前流动。在心脏收缩时产生了动脉收缩压,靠动脉回缩而维持了一定的舒张压。由于血压的持续存在,才促使血液不停的流向压力较低的全身毛细血管,把氧气和营养带给身体的各个器官和组织细胞。由此可见,如果动脉内没有一定的压力(即血压),血液就不能在身体内正常流动,各器官和组织细胞也就得不到必需的氧气和营养。所以,对身体来说,血压是保证生命活动的基本要素之一。

3. 血压的构成和表示

血压通常是指体外所测得的动脉血压,更具体的是指左(右)上臂动脉的血压。由于心脏呈周期性搏动,动脉血压和血液流动速度也随之呈周期性增减,由此可测出心脏收缩期血压和舒张期血压。当心脏收缩排血时,动脉血压迅速上升,在心脏收缩中期,血压上升所达到的最高值,称为收缩压,俗称高压;当心脏舒张时,动脉血压便迅速下降,在心脏舒张末期,血压下降所达到的最低值,称为舒张压,俗称低压。临床上,习惯在收缩压与舒张压之间画一条"/"线,前面数字表示收缩压,后面数字表示舒张压,再注以测量单位即可。血压的测量单位,用毫米汞柱(mmHg)表示,也可按国际标准规定用千帕(kPa)表示,1千帕=7.5毫米汞柱。如收缩压为120毫米汞柱(或16.0千帕),舒张压为80毫米汞柱(10.6千帕),则血压可表示为120/80毫米汞柱或16.0/10.6千帕。

收缩压与舒张压之差称为脉搏压,简称脉压,正常人为30~40毫米汞柱(4.0~5.3千帕)。平均动脉压是指一个心动周期中各瞬间动脉血压的总平均值。平均动脉压等于舒张压+1/3收缩压,或等于1/3(收缩压+舒张压)×2。一般认为,脉压和平均动脉压能更正确地反映心脏和血管的功能状态。但实际上,临床上所常用的,仍是收缩压和舒张压这两项数值。

4. 血压的生理性波动和影响因素

血压的生理性波动,是指血压的生物学变异,是指被测量血压者内在的血压自然变异,或外界环境因素影响的血压变异,导致血压在不同时间内的上下波动。临床医学实践证明,不论是健康人还是高血压病患者,在不同时间内被测到的血压不尽相同,有时差别较大。了解血压的生理性波动和影响因素,不仅可了解测量血压为什么至少要重复3次的道理,而且对高血压病的诊治还有一定的实际意义。

（1）血压在昼夜 24 小时内，可出现一种生理节奏性波动，称为血压的日差波动。睡眠时的血压较低，尤其是入睡 1～2 小时后最低，其次是黎明前较低。上午 9～10 点血压较高，中午会徐徐升高，午后则出现最高值，黄昏时又开始降低。可以说，血压的日差波动，是随生活节奏而变化的。健康人血压的日差波动幅度，最大升高值为 20 毫米汞柱（2.7 千帕）左右；而老年人或高血压病患者，血压的日差波动幅度则大些。

（2）从一般生理活动状态看，在安静、休息、心平气和时，血压较低；而在劳作、运动、进食、排便、看电视、讲话，特别在情绪激动时，均可使血压升高。在与人谈话时，血压至少可升高 10% 左右；婴儿哭泣、聋哑人打手势与人交流、小儿在教室内高声朗读等，血压平均升高 10%～20%。劳作或剧烈运动时，能使收缩压升高 20 毫米汞柱（2.7 千帕）左右。

（3）血压也会因年龄、性别不同而不同。健康人血压会随年龄增长而升高，而老年人血压更易波动，稍有精神上的刺激就会升高。同龄男性与女性血压可有差异，在 20～30 岁期间，男性血压比女性要高，而 45 岁以后，女性血压比男性要高。

（4）健康人血压可随体位不同而变化。一般情况下，卧位时血压较高，坐位时次之，立位时较低。老年人因血压调控系统失调等原因，若突然坐起或站立，可使血压明显降低，出现直立性低血压（又称体位性低血压），应引起注意。

（5）冬季血压可比夏季高。一般情况下，夏季炎热，皮肤毛细血管扩张，故使血压有所降低；冬季寒冷，全身毛细血管收缩，而使血压升高。室内温度每降低 12℃，舒张压可升高 5～10 毫米汞柱（0.6～1.3 千帕）。

（6）吸烟、饮酒、喝咖啡或浓茶等，也可引起血压波动，使血压呈一时性升高。

5. 血压的季节性波动

随着动态血压监测技术的普遍应用和有关科研观察结果表明,血压冬季偏高而夏季偏低,而且有一定的规律可循。在温热带地区,健康人的血压,通常从 1 月份开始降低,8 月份降至最低,10 月份又开始升高,冬季平均血压为 130/80 毫米汞柱(17.3/10.7 千帕),收缩压、舒张压较夏季平均高 5 毫米汞柱(0.6 千帕)。血压的季节性波动,不论是成年人还是小儿,均有明显的个体差异,不能一概而论。通常情况下,气温每升高 1℃,收缩压降低 1.14 毫米汞柱(0.15 千帕),舒张压降低 0.5 毫米汞柱(0.07 千帕)。此外,血压的季节性波动随年龄增长而增大,老年人波动更显著,但 70~80 岁以后反而又不明显。女性夏季血压降低比男性更明显,消瘦者冬季血压升高幅度更大。

血压的季节性波动,在对高血压病的诊治和药物疗效的评价中,具有一定的实际意义。高血压病患者血压的季节性波动较健康人更为明显,故有些高血压病患者,冬季应用降压药的效果比夏季差,甚至需增加降压药的剂量;反之,有些轻度高血压病患者,夏季可酌情减少降压药的剂量。急性心肌梗死、脑卒中、心源性猝死等,在冬季发病率较高,寒冷导致血压升高是重要原因。所以,高血压病患者,冬季应注意御寒保暖,特别要防止突然受寒冷刺激而使血压升高;夏季服用降压药及老年久病体弱者,应防止突然起立而发生直立性低血压,甚至昏倒。

6. 上肢与下肢的血压不同

临床上所说的血压,主要是指在上臂肱动脉上所测得的血压。因人的上臂左、右肱动脉的解剖部位不同,故双上肢所测得的血压不同。健康成年人双上肢的血压差别,一般不超过 10 毫米汞柱(1.3 千帕),少数可超过 20 毫米汞柱(2.7 千帕)。左上肢肱动脉血压高于右上肢肱动脉血压。若双上肢血压差超过 20 毫米汞柱(2.7 千帕),即有临床意义,可能存在主动脉狭窄、大动脉炎、动脉导管未闭、锁骨下动脉发育异常、主动脉夹层血肿等疾病。

健康成年人,下肢血压略高于上肢血压,至少不低于上肢血压。一般情况下,下肢血压高于上肢血压20～40毫米汞柱(2.7～5.3千帕),若超出上述范围,则视为不正常,多见于主动脉瓣关闭不全等疾病;若上肢血压高于下肢血压,属于不正常现象,多见于主动脉狭窄、大动脉炎、腹主动脉瘤、主动脉夹层血肿等。

7. 血压不稳定的解剖生理原因

不论是健康人,还是高血压病患者,血压均随时在波动,只是血压波动的幅度不同。由于血压的这种波动,就会出现血压高、血压低的状态。导致血压不稳定的解剖生理原因如下。

(1)心排血量。从心脏排出的血液量,称为心排血量。若心脏的收缩力大,排出的血液量就多,血压也高;相反,若心脏的收缩力小,排出的血液量少,血压也就随之降低。例如,在剧烈运动时,为了补充剧烈运动所需要的大量热量,心脏必须排出较多的血液,心脏收缩力增大,可使血压从 120 毫米汞柱(16.0 千帕)升高到160～180毫米汞柱(21.3～24.0 千帕)。停止剧烈运动并经过一段时间休息后,健康人血压便会恢复到正常状态,但高血压病患者,血压不会恢复到正常状态,故高血压病患者不宜做剧烈运动。

(2)血容量。身体内的血液,大约是体重的1/12。若由于输血等原因,血容量急剧增加,血压便会呈一时性升高;若遇外伤等大量出血时,血容量会急剧减少,血压就会迅速降低。

(3)动脉弹性。动脉弹性好,血压可发生生理范围内的波动。若动脉硬化失去弹性,血压便会升高,特别是小动脉硬化,血压升高会更明显。小动脉硬化、内径变窄,血液便不易通过,为了使血液流遍全身,心脏收缩力就会增强,血压也会随之升高。

(4)末梢血管阻力。当血液流经小动脉时,小动脉会产生抵抗血液的现象,称为末梢血管阻力。末梢血管阻力增加,血压便会升高;末梢血管阻力降低,血压也会随之降低。

(5)血液黏滞度。血液黏滞度高,会使血压升高;血液黏滞度低,则可使血压降低。

8. 成年人血压的正常范围

健康人血压随年龄的增长而有所变化,且在不同生理情况下,有一定的波动范围。一般认为,成年人收缩压≤140毫米汞柱(18.7千帕)、舒张压≤90毫米汞柱(12.0千帕),为正常血压。成年人收缩压≥140毫米汞柱(18.7千帕)、舒张压≥90毫米汞柱(12.0千帕),为高血压。而成年男性收缩压<110毫米汞柱(14.7千帕)、舒张压<70毫米汞柱(9.3千帕),或成年女性收缩压<90毫米汞柱(12.0千帕)、舒张压<60毫米汞柱(8.0千帕),均为低血压。所以,成年人正常血压范围,收缩压为90~140毫米汞柱(12.0~18.7千帕)、舒张压为60~90毫米汞柱(8.0~12.0千帕)。

9. 正确测量血压

测量血压的仪器,称为血压计。血压计有台式水银柱血压计、气压表式血压计、电子血压计等。临床上和家庭中常用台式水银柱血压计,一般不推荐手腕式或指套式电子血压计。台式水银柱血压计,由血压计、袖带、橡皮球囊组成,用听诊器辅助测量,其正确操作步骤如下。

(1)测量前,先检查血压计有无破损,台式水银柱血压计的水银必须足量,刻度管内的水银凸面正好在刻度"0"处;所使用标尺必须垂直,还要看水银是否溢出。

(2)被测量血压者休息片刻,采取坐位、卧位均可,一般露出右上肢至肩部(衣袖太紧者应脱下衣服),伸直肘部,手掌向上平放。

(3)将血压计平放在桌上或床上,与被测量血压者心脏位置平行。打开血压计开关,驱除袖带内的空气,再平整松紧适宜地将袖带缠绕在肘窝上3厘米处。戴上听诊器,在袖带下摸到肱动脉搏动后,将听诊器头放在肱动脉搏动处,随即用手指关闭橡皮囊气门,快速充气,待动脉搏动音消失后,再加压30毫米汞柱,然后匀速稳定地放气(放气速度以每秒2~3毫米汞柱为宜),使水银柱缓慢下降,当听到第一声搏动音时,水银柱所示刻度即为收缩压;继续放气,搏动音继续存在并增大,当搏动音突然变弱或消失时,水银柱所示刻度即为舒张压。快速放松气囊阀门,使水银柱回到零位,并记录下测量所得的血压读数。

(4)按第 3 步操作步骤,重复测量一次血压,一般取两次血压的平均值,作为该次测量所得的血压值,并同时记录下测量日期、时间、地点、活动情况等。

(5)测量完毕后,关闭血压计开关,取下袖带。

10. 测量血压的注意事项

为了准确的测量血压,特别是家庭测量血压时,应注意以下事项。

(1)室内温度要适宜。一般为21℃左右,太热、太冷均可影响血压水平;测量血压前 5 分钟,被测量血压者不要做体位变动,并排空小便;测量血压前半小时,被测量血压者应避免进食、吸烟、饮酒等。

(2)被测量血压者上臂放置位置要与心脏水平位置同高。若上臂放置高于心脏水平位置,则测量所得血压值偏低;若上臂放置位置低于心脏水平位置,则测量所得血压值偏高。

(3)袖带宽度要合适。若袖带宽度太窄,则测量所得血压值偏高;若袖带宽度太宽,则测量所得血压值偏低。通常情况下,婴儿用 2.5×5 厘米袖带,儿童用 6×12 厘米袖带,成年人用 12×23 厘米袖带,肥胖高大成年人需用 15×30 厘米袖带。

(4)袖带缠绕要松紧适度。若缠绕得太紧,则测量所得血压值偏低;若缠绕得太松,则测量所得血压值偏高。

(5)充气过程要舒缓。充气不可过猛,也不要使水银柱升得过高,以避免被测量血压者不适,也防止水银外溢损坏血压计;测量完毕后,应驱除袖带内的空气,并平整地卷好;橡皮球应放在血压计盒内固定位置,以防损坏。

(6)时间选择要根据目的确定。从诊断目的出发,测量血压的时间不需固定,从早上起床后到晚上睡觉前,可多测量几次,看血压是否升高;若为了观察用药效果,则应在每日的同一时间测量血压,以便于前后比较。

(7)成年人若血压测量值接近或高于140/90毫米汞柱(18.7/12.0千帕)时,应到医院就诊。

(8)血压计平稳放置,切勿倒置或震动;定期检查血压计,发现损坏及时维修,以保证测量血压值的准确性。

11. 血压高危时间

(1)月中。每个月对生命最具危险性的时间为月中,即农历每月十五前后。每当月中明月高照时,受月球引力的作用血压会降低,血管内外的压强差增大,易引起高血压病并发心脑血管病的急性发作。为防止月圆人缺的悲剧发生,对高血压病患者来说,此时特别要注意情绪的控制和药物的调节。

(2)星期一。心脑血管病发病,与情绪、环境和饮食有很大关系。近年来,星期一心脑血管发病率高,已经引起了世界各国医学专家的高度重视。因为,星期一具备了心脑血管病的易发因素:一是经过轻松的休假之后,又面临紧张而又繁忙的快节奏工作环境,在一时难以适应的情况下,会诱发高血压病并发心脑血管病的急性发作;二是由于周末身体过度疲劳,饮食油腻太重,饮酒、吸烟过量,致使血压升高,心脑血管负担过重,极易造成高血压病并发心脑血管病的急性发作;三是由于周末玩得比较开心,对高血压病并发心脑血管病的发作先兆往往忽视,故可导致星期一病情恶化。为防止星期一高血压病并发心脑血管病的急性发作,应注意做到以下几点:一是周末不要过度劳累,要保持愉快稳定的情绪;二是饮食宜清淡,不要暴饮暴食,并适当控制吸烟、喝酒;三是出现高血压病并发心脑血管病的发作先兆时,应及时到附近医院就诊;四是星期一上班后,安排工作要适度,并尽量保持情绪的稳定。

(3)清晨6~9点。人在睡梦中,血流缓慢,血压、体温可降低,体内水分缺失,致使血液浓缩、黏滞性增强,血液中易形成血栓,故易发生缺血性脑卒中(脑血栓),高血压病患者更是如此。所以,就寝前适当喝些水、豆浆或牛奶等,并坚持做到晨起一杯水,便可有效预防血栓的形成。

(4)气温骤降时。通常是出血性脑卒中(脑出血)多发之日。高血压病患者、特别是老年人高血压病患者,对环境温度变化的适应性极差,当遇到寒冷刺激时,体内肾上腺素分泌增多,促使血管收缩,引起血压明显升高,这就是引起出血性脑卒中(脑出血)的原因所在。因此,在冬季气温骤降时,老年人高血压病患者,尤应做好防寒保暖工作。

12. 容易诱发血压升高的行为

(1)情绪不稳定。人在愤怒、悲伤、恐惧或大喜时,可导致血压骤然升高、心率加快等。因此,不仅要避免生气发怒,也要防止乐极生悲。

(2)观看刺激性强的节目。人们在看那些情节惊险、紧张的运动比赛项目或电视剧时,可导致血压升高、心率加快,从而可诱发高血压病并发心脑血管病的急性发作。所以,高血压病患者,尤其是老年人高血压病患者,应选择轻松怡情的节目,当然也不要整日与电视为伍。

(3)突然扭动头颈部。高血压病一般都存在明显的颈动脉硬化,若突然扭动颈部,会在颈动脉血液中产生湍流,冲击动脉硬化斑块,造成大脑供血不足或颈动脉硬化斑块脱落,堵塞脑血管,发生缺血性脑卒中(脑血栓)。所以,高血压病患者,平时或锻炼身体时,注意不要突然扭动颈部,也不要过度活动颈部。

(4)洗头。大部分人洗头时的体位,是站立前屈位,对健康人无明显影响,而对高血压病患者来说,会使心肌耗氧量增加。前屈幅度越大,心脏负担越大,可引起高血压病并发心脑血管病的急性发作。所以,高血压病患者站立前屈位洗头时,若感到心悸、胸闷,应及时改变体位,可采取仰卧位,或请家人帮助。

(5)洗澡。洗澡诱发心脑血管病的急性发作,主要发生于老年人高血压病。因老年人体质较弱,体温调节和血管舒缩功能较差,在热水或冷水刺激下,血压易出现较大波动。所以,洗澡水温要适宜,洗澡时间不宜过长,洗澡时最好有人陪护,以防意外发生。

(6)排便。下蹲排便时,由于腹压加大,可使血压骤然升高,心肌耗氧量也增加。特别是因便秘用力过猛或过久时,全身肌肉紧张、血管收缩,静脉回流受阻,血压更加升高,颅内血管压力剧增,可导致出血性脑卒中(脑出血)或突发心肌梗死。所以,高血压病患者,一定要保持大便通畅,排便时千万不要用力过猛过度;平时应多吃蔬菜、水果、粗粮,多饮蜂蜜水,以保持大便通畅,并养成每日定时排便的习惯,小便也不要站立过久。

(7)性生活。性生活时,因情绪激动,可使心跳加快,血压明显升高。因此,当收缩压超过 170 毫米汞柱(22.7 千帕)时,应尽量避免性生活。在性生活过程中,一旦发生身体不适,应立即中止,以防发生意外。

二、高血压病诊断

1. 高血压病概念

高血压病是原发性高血压的另一种叫法,是一种发病原因尚未明确的、最为常见的慢性心血管疾病。在临床上,高血压病是以体循环动脉压升高为主要表现的独立性疾病,主要发病原因是周围小动脉阻力增加,而血容量与心排血量的增加则为次要发病原因。高血压病具有发病率高、致病因素多、发病机制复杂、多基因异常、多脏器损害和代谢紊乱等特点,严重危害人们的健康和生命,是当今医学界重点防治的疾病之一。

2. 高血压病分型

为了认识和掌握高血压病的轻重、缓急和预后,以便采取必要的、恰当的防治措施,可将高血压病分为以下三型。

(1)缓进型高血压病。亦称良性高血压病,大多于中年以后发病,是高血压病中最常见的一种。此型高血压病的特点是:起病隐匿,病情发展缓慢,病程长达 10～20 年,缺乏特异性临床表现。病程早期(Ⅰ期)血压常在劳累、精神紧张、情绪激动时升高,休息后降至正常,可无临床表现,有的可出现头昏、头痛、耳鸣、眼花、失眠、健忘、注意力不集中、乏力、眼结膜下出血、鼻出血、月经过多等;病程进入中期(Ⅱ期)或晚期(Ⅲ期),血压逐渐升高,并呈持续状态,可出现心、脑、肾等损害和相应的临床表现。

(2)急进型高血压病。多见于中青年人,男女之比约为3∶1,由于病情进展速度快,预后多不良,故又有恶性高血压病之称。此型高血压病的特点是:各种症状明显,病情严重,发展迅速,血压显著升高。其中舒张压多持续在 130～140 毫米汞柱(17.4～18.7 千帕)以上,视网膜动脉改变明显,肾功能迅速衰竭。随着血压的显著升高,常于数月或 1～2 年内,出现严重的心、脑、肾损害和相应的临床表现。

(3)特殊型高血压病。可分为以下几种:①高血压危象:可发生于高血压病病程中的任何时期,由于紧张、劳累、情绪改变或用药不当等因素,引起全身小动脉发生暂时性强烈痉挛,致使血压急剧升高,收缩压可达 260 毫米汞柱(34.6 千帕)、舒张压可达 120 毫米汞柱(16.0 千帕)以上,临床表现出一系列严重症状。轻者可出现剧烈头痛、头晕、烦躁、心悸、多汗、恶心、呕吐、面色苍白或潮红、视物模糊等;重者可出现心绞痛、肺水肿、肾衰竭、高血压脑病等。发作时一般历时短暂,控制血压后,病情迅速好转,但易复发。②高血压脑病:是指血压骤然急剧升高而引起的急性全面性脑功能障碍,是常见的临床急症,多发于急进型高血压病或缓进型高血压病,在某些因素激发下导致血压突然升高,或短期内急剧升高而引起的一系列临床表现。尤其是舒张压突然升高,可出现严重头痛、呕吐和意识障碍。轻者仅有烦躁和意识模糊,重者可发生抽搐、昏迷,也可出现一过性失明、失语、偏瘫等。③临界高血压:成年人收缩压在 130～139 毫米汞柱(17.4～18.6 千帕)、舒张压在 85～89 毫米汞柱(11.2～11.9 千帕)范围内,称为临界高血压。虽然临界高血压不作为高血压病,但并发心脑血管病的发生率和死亡率比一般人群高,其中有一部分可转化为高血压病,故应引起重视。④老年人高血压病:随着年龄的增长,高血压病发病率逐渐增加。60岁以上老年人40%～45%有高血压病,其中50%是收缩压高性高血压病。收缩压升高与舒张压升高一样,对老年人有同等危险性,故应重视老年人高血压病的防治。

3. 高血压病分级

根据高血压病血压升高的程度,可将高血压病分为三级。

(1)一级(轻度)高血压病。收缩压140～159毫米汞柱(18.7～21.2千帕),舒张压90～99毫米汞柱(12.0～13.2千帕)。

(2)二级(中度)高血压病。收缩压160～179毫米汞柱(21.3～23.9千帕),舒张压100～109毫米汞柱(13.3～14.6千帕)。

(3)三级(重度)高血压病。收缩压≥180毫米汞柱(24.0千帕),舒张压≥110毫米汞柱(≥14.7千帕)。

4. 高血压病分期

根据高血压病临床表现和病情进展不同,可将高血压病分为三期。

(1)高血压病Ⅰ期。血压达到确认高血压病水平,临床上无心、脑、肾等并发症表现,即此期仅表现为血压的增高而无靶器官的损害。

(2)高血压病Ⅱ期。血压达到确认高血压病水平,并有心、脑、肾之一的损害,其功能尚能代偿,检查有下列之一项:①X线、心电图或超声心电图等检查,发现有左心室肥大的征象。②眼底检查,见视网膜动脉普遍或局部狭窄,并可见中度硬化。③尿常规化验,可见蛋白尿。④血肌酐浓度轻度升高。

(3)高血压病Ⅲ期。血压达到确认高血压病水平,并有心、脑、肾等明显损害,其代偿功能已经丧失,检查有下列之一项:①脑血管意外或高血压脑病。②心力衰竭或肾衰竭。③眼底出血或渗出。

5. 高血压病发病原因

高血压病发病原因是多方面的,是内在因素和外在因素综合作用的结果。高血压病首先取决于内在因素,如遗传因素、神经类型、身体素质等,在一些外在因素的作用下,如长期精神紧张、过度精神刺激、睡眠不足、缺乏体育锻炼、摄入盐过量、体重超标、吸烟、饮酒、高温、噪声等,都会使神经系统和体液调控机制失调,使血管平滑肌收缩力加强,引起小动脉管径变窄,末梢血管阻力增加。心脏为了满足全身组织器官供血的需要,必须加强收缩力,提高动脉压,长此以往便形成高血压病。现介绍以下几类主要发病原因,如能有效控制该重要环节,则可降低或减少高血压病发病率。

(1)遗传因素。高血压病与遗传因素有关,是一种多因子遗传性疾病。若父母均患高血压病,子女在相同或相似环境中生活,高血压病发病率可高达 46%;若父母一方患高血压病,子女发病率为 25%;若父母血压均正常,子女发病率仅 3%。由此可见,父母患高血压病,子女应早期采取预防高血压病的措施。

(2)精神心理因素。长期精神紧张和过度精神刺激,或性格暴躁、易激动、生气等,均可引起血压升高。因为大脑皮质兴奋与抑制过程失调时,使皮质下血管运动中枢失调,形成以血管收缩占优势的状态,引起末梢血管阻力增加,使血压升高。精神紧张的脑力劳动和需要注意力高度集中的技术工作等人群,高血压病发病率高于一般人群。心理因素和社会文化因素与高血压病呈相关性,心理因素确是成年人高血压病的重要影响因素。有相当一部分高血压病患者,经过心理监护、调节身体内在平衡失调、应用非药物疗法等综合措施,临床症状不仅得到改善,而且也提高了身体的抗病能力。

(3)年龄和性别因素。无论是男性还是女性,平均血压随年龄增长而升高,尤其是收缩压更是如此。高血压病发病率随年龄增长而增高,40 岁以上比 15～39 岁发病率高 3.4 倍。高血压病发病率,在 35 岁以前,男性高于女性;而在 35 岁以后,无论是发病率还是血压升高幅度,女性均高于男性。

(4)地区环境因素。我国高血压病发病率,呈北方高于南方的趋势,与气候条件、生活方式等有关;城市高血压病发病率高于农村,与工作性质、生活节奏等有关。

(5)超重和肥胖。超重和肥胖是高血压病的危险因素,高血压病与超重、肥胖显著相关。人群中随着体重指数[BMI＝体重(千克)/身高(米)^2]的增高,血压水平和高血压病发病率逐渐增加,即越超重和肥胖者越容易患高血压病。体重指数从低于20到高于28,高血压病发病率逐步增加,男性从12.7％增加到58.7％,女性从11.6％增加到47.8％。超重和肥胖者患高血压病,体重减轻后,血压可有不同程度的下降。超重和肥胖者高血压病发病率,远远高于体重正常者,为2～6倍。

(6)饮食因素。饮食是影响血压高低的重要因素,饮食中的一些成分与血压关系极为密切,故饮食不当会直接诱发高血压病,如高盐饮食、嗜食肥甘厚腻、烟酒过度等。

6. 高血压病发病机制

高血压病发病机制是多种因素的复杂综合,它们间相互联系、互相影响、互为因果,共同参与高血压病发病的复杂过程。

(1)神经学说。长期反复过度紧张和精神刺激,在大脑形成兴奋灶,使皮质功能紊乱,血管运动中枢调节失调,使血管收缩神经冲动占优势,引起小动脉紧张度增强,使血压升高。这种反应最初为暂时性,频繁发生后得到强化变得持久;毛细血管也发生适应性结构改变,管壁增厚,末梢血管阻力增加,使血压持续升高。健康人血压是通过压力感受器进行反射性调节的,若反射弧中任何环节出现异常,就可使血压调节功能发生障碍,使血压逐渐升高。

(2)肾源学说。肾小球旁细胞分泌肾素,肾素在血浆内将肝脏产生的血管紧张素原水解为血管紧张素Ⅰ,再经血管紧张素转化酶的作用转化为血管紧张素Ⅱ。血管紧张素Ⅱ作用于中枢,增加交感神经冲动的发放,使心脏搏动加强,小动脉收缩,致使血压升高；血管紧张素Ⅱ还可刺激肾上腺分泌醛固酮，引起水、钠潴留，使血容量增加，引起血压升高。这就是肾素-血管紧张素-醛固酮系统，通过调节末梢血管阻力和细胞外液，而对血压产生影响。

（3）内分泌学说。若肾上腺髓质分泌肾上腺素和去甲肾上腺素增加，则心脏排血量增加，小动脉痉挛，从而引起血压升高；若肾上腺皮质激素分泌增加，可引起水、钠潴留，使血管对肾素和血管紧张素等各种升压物质的敏感性提高，导致血压升高。此外，交感神经冲动增加，使小动脉对肾上腺素和去甲肾上腺素的反应性增强，也是血压升高的原因。

7. 高血压病中医认识

高血压病属中医眩晕、头痛、肝风、肝阳等范畴。中医认为，高血压是由于七情所伤、饮食失调、内伤虚损，引起阴阳平衡失调，病损主要累及心、脑、肾等。当高血压病累及心，可导致心力衰竭，属中医喘证、心悸两者合并发病；当导致心绞痛、心肌梗死时，分别属中医厥心痛、真心痛，两者总称为胸痹心痛。当高血压病累及脑，可出现局灶性血栓或出血，中医统称为中风，根据病情不同，又可分为中经络、中脏腑等证型。中经络是指突然出现半身不遂、口眼喝斜、语言不利、吐字不清等；中脏腑是指突然出现神志恍惚、昏倒、半身不遂、舌强不语等。当高血压病累及肾，可出现蛋白尿、肾功能不全和肾衰竭。高血压病一般可出现眩晕、头痛、头胀、心悸、耳鸣、烦躁、腰酸、膝软、失眠、健忘等症状。

中医根据辨证施治原则，将高血压病分为肝气郁结、气滞血瘀、肝气上逆、肝火上炎、肝阳上亢、肝风上扰、心肝受扰、心火亢盛、心肾不交、肾阴亏损、肝肾阴虚、阴虚阳亢、气虚湿阻、气血两虚、阴阳两虚、脾肾阳虚等型。

8. 高血压病临床表现

高血压病是一种持续一生的疾病，只有及早发现，及早采取有效防治措施，才能控制病情发展，逐步改善身体功能状态，保持一定健康水平。高血压病早期（Ⅰ期）多无临床表现或症状不明显，在确诊为高血压病的患者中，约 40% 无自觉症状；随着病情的发展，高血压病进入中期（Ⅱ期）或晚期（Ⅲ期）后，临床表现多与不同程度的动脉粥样硬化及其并发症有关。

缓进型高血压病值得高度重视的症状是午后头痛。从时间上说，每日早晨和上午血压比较平稳，由于疲劳，特别是紧张的脑力活动较多的原因，午后血压往往要比上午高。因此，若 25 岁以后，出现不明原因的午后头痛，一定要尽快去医院诊治。

高血压病早期（Ⅰ期）可出现类似神经官能症的症状，如头痛、失眠、烦躁、健忘、耳鸣、易疲劳等。随着病情的发展，高血压病进入中期（Ⅱ期）或晚期（Ⅲ期）后，血压可逐渐升高，并趋向持续升高，血压的波动幅度很小，当出现心、脑、肾等损害时，可出现手足麻木、短暂失语、偏瘫、昏睡、昏迷、抽搐、咳喘、不能平卧、贫血、水肿等。

一般情况下，高血压病从最初症状出现发展到出血性或缺血性脑卒中，平均需要 13～14 年；发展到冠心病平均需要 5～10 年。因此，只要充分重视高血压病的临床表现，经常或定期检查血压，采取非药物或药物等方法防治，有效地控制血压，就可使高血压病并发症下降 50% 左右。

9. 高血压病实验室检查

高血压病由于有心、脑、肾等损害，不同发展阶段的实验室检查结果不同，常见的有以下几类变化。

（1）尿常规。高血压病早期（Ⅰ期），尿常规多属正常；随着病情的发展，高血压病进入中期（Ⅱ期）或晚期（Ⅲ期）后，尿中可出现蛋白、红细胞、透明管型等；肾浓缩功能下降时，尿相对密度可下降；急进型高血压尿蛋白可达 3 克/24 小时。根据尿常规改变情况，可推测肾脏损害程度。

（2）肾功能。高血压病早期（Ⅰ期），血尿素氮和肌酐无异常改变，随着病情的发展，高血压病进入中期（Ⅱ期）或晚期（Ⅲ期）后，肾实质损害加重,可有血尿素氮和肌酐升高,肌酐清除率、酚红排泄率均降低,肾浓缩和稀释功能减退。高血压病伴高尿酸血症(约占 30%)患者,如酚红排泄试验异常,则血尿酸水平明显升高,而尿酸清除率明显降低。

(3)血脂测定。高血压病往往伴胆固醇、甘油三酯和低密度脂蛋白升高,而高密度脂蛋白和载脂蛋白均降低。在此种情况下,易引起动脉硬化,并促使冠心病的发生和周围动脉狭窄或阻塞,使高血压病加重。所以,高血压病与动脉硬化之间,有着互为因果的关系。

(4)血流动力学测定。多数高血压病血流动力学异常,且异常程度与病情严重程度呈正相关。主要表现为全血黏滞度升高、血浆黏滞度升高、红细胞电泳时间延长和血细胞比容升高等。当高血压病并发高脂血症时,血液黏滞度更高,血液易凝固形成血栓,阻塞血管,导致心肌梗死或缺血性脑卒中(脑血栓)。

(5)血小板聚集率检查。高血压病血小板黏附性增高,增加了血液黏滞度,促进血小板凝固和血栓形成,阻塞血管,导致心肌梗死或缺血性脑卒中(脑血栓)。

10. 高血压病物理检查

高血压病由于有严重的心脑血管并发症,牵涉到的物理检查有以下一些。

(1)胸部 X 线检查。高血压病心脏负荷增加,长此以往,使心脏代偿性肥厚和扩张,导致心脏和主动脉的一系列 X 线变化。高血压病早期(Ⅰ期),X 线看不出心影增大;但在高血压病进入中期(Ⅱ期)或晚期(Ⅲ期)后,X 线表现为心脏扩大呈靴形,这与左心室肥厚和扩张有关;左心衰竭时,可有肺瘀血征象。主动脉可出现高血压病 X 线表现,如主动脉扩张、主动脉结突出、主动脉搏动有力等。

(2)心电图检查。高血压病心电图检查,不仅可反映高血压病的程度,而且也是确定高血压病分期的指征之一。高血压病对心电图的影响主要有两种:一种是由左心室负荷增加所引起的左心室肥厚和扩张或兼有劳损的心电图表现。由于左心室舒张期顺应性下降,左心房负荷增加,心电图还可有左心房肥厚和扩张的表现,此种表现甚至可出现在心电图左心室肥厚和扩张之前。高血压性心脏病是由左心室肥厚和扩张所引起的,其典型的心电图表现为:电轴左偏,标准肢体导联Ⅰ、Ⅱ和单极肢导联aVL的R波增高,胸导联的V5导联上R波和V1导联上S波总和超过正常,左心室激动时间延长大于0.05秒;进一步的改变,可在QRS波直立的各导联中,见到T波电压降低和ST段压低。另一种是间接或直接引起的多种异常,如束支传导阻滞、心房颤动、多源性室性期前收缩等。

(3)超声心电图检查。超声心电图检查是诊断左心室肥厚最敏感可靠的手段,并可做心功能检查。高血压病心电图和胸部X线检查的左心室肥厚阳性率不超过5%,而超声心电图检查的左心室肥厚阳性率可达50%。高血压病心功能代偿期(Ⅰ期),M型超声心电图检查可见左心室向心性肥厚,即室间隔和左心室后壁均大于13毫米,部分可见不对称性室间隔肥厚;高血压病心功能失代偿期(Ⅱ期、Ⅲ期),常有左心室扩大、左心房扩大、EF斜率降低,二维超声心电图检查可见主动脉内径增大、左心房扩大、左心室对称或不对称性肥厚、左心室增大、乳头增粗等改变。

(4)CT检查。在高血压病并发出血性或缺血性脑卒中时,CT扫描有重要鉴别诊断价值。缺血性脑卒中(脑血栓)CT扫描可见局限性密度减低阴影;而出血性脑卒中(脑出血)CT扫描则可见局限性密度增高阴影。

(5)磁共振(MRI)成像检查。对高血压病心脏损害程度,有重要诊断价值。可显示动脉内腔管壁、心室腔,以及其与周围组织的关系,也可了解有无局灶性坏死等变化。

(6)放射性核素检查(SPECT)。是当今高血压病非侵入性心血管检查的重要手段,对高血压病并发症的发生、发展起重要的监测作用。其中心脏放射图检查可测量心排血量,并判断心功能;心脏放射扫描检查、心肌扫描检查对高血压病并发冠心病的鉴别有帮助;心血管闪烁造影检查可测量心排血量、射血分数、心室舒张期末和收缩期末容积,并观察心室壁运动状态。

(7)动态血压监测(ABPM)。是采用非侵入性自动血压计,动态测量 24 小时血压值。动态血压监测不仅可对高血压病的诊断提供帮助,在治疗上还可指导平稳降压。

11. 高血压病眼底检查

身体动脉从外表并不能看到,也不能切开来检查。而视网膜动脉,基本上反映了身体动脉的情况,可作为临床上判断高血压病病情的重要体征。所以,通过眼底检查视网膜动脉,已成为评价高血压病病期、类型和预后的重要方法之一。高血压病视网膜动脉改变分为四级:Ⅰ级:视网膜动脉变细,视网膜动脉、视网膜静脉直径之比为 2/3;或视网膜动脉稍变细,视网膜动脉、视网膜静脉直径之比为 1/2。Ⅱ级:视网膜动脉狭窄,视网膜动脉、视网膜静脉交叉处有压迹。Ⅲ级:视网膜动脉Ⅱ级改变,加视网膜有棉絮状渗出物、出血。Ⅳ级:视网膜动脉Ⅲ级改变,加视神经盘水肿。Ⅰ期高血压病眼底检查视网膜动脉正常,Ⅱ期高血压病眼底检查视网膜动脉常有Ⅰ级或Ⅱ级改变,Ⅲ期高血压病眼底检查视网膜动脉常有Ⅲ级改变。急进型高血压病眼底检查视网膜动脉可有Ⅲ级或Ⅳ级改变。

高血压病视网膜动脉改变越重,心、脑、肾等损害也就越重。也就是说,视网膜动脉改变与心、脑、肾等损害是一致的。所以,高血压病患者一定要定期做眼底检查。高血压病早期(Ⅰ期),无心、脑、肾等损害时,心脏检查无心脏扩大,心电图正常或大致正常,尿常规正常,眼底检查视网膜动脉正常或Ⅰ级改变。随着病情的发展,高血压病进入中期(Ⅱ期)或晚期(Ⅲ期)后,出现轻度心、脑、肾等损害时,X 线检查有左心室扩大,心电图检查提示有轻度左心室肥厚,尿常规持续出现蛋白(+),尿沉渣出现红细胞,血非蛋白氮可偶尔超过正常的 10%～20%,眼底检查视网膜动脉多为Ⅱ级改变;出现中度或重度心、脑、肾等损害时,体检和 X 线检查表现为左心室明显扩大,心电图检查提示有中度或中度以上的左心室肥厚,尿蛋白持续在"＋＋"以上,血非蛋白氮进一步升高,眼底检查视网膜动脉为Ⅲ级或Ⅳ级改变。所以,凡发现高血压病,建议尽早进行眼底检查。

12. 高血压病危害

高血压病是最常见的心血管疾病,不仅发病率高,而且可引起严重的心、脑、肾等损害,是脑卒中、冠心病的主要危险因素。可概括为大心、小肾和脑卒中,大心是指左心室肥厚和扩张,小肾是指肾萎缩,脑卒中是指脑出血或脑血栓。

(1)高血压病损害大脑。包括脑出血、脑血栓和脑供血不足,是高血压病致死、致残的主要原因。高血压病并发的一种急症为高血压脑病,多见于急进型或恶性高血压病等血压急剧、严重升高时,常见的临床表现有剧烈头痛、意识模糊、嗜睡、恶心、呕吐、视力障碍等。

(2)高血压病损害心脏。高血压病是冠心病最重要的危险因素之一,使冠心病发病危险增加 5 倍,特别是老年人高血压病患者发生冠心病的比例,比正常血压的老年人高 3 倍以上。高血压病血压升高时,心脏排血所遇到的阻力增加,心脏负荷加重,承担向全身动脉系统喷射血液的左心室就会代偿性增厚,以加强收缩力量,用以克服增加的阻力,长此以往,就会出现左心室肥厚。高血压病患者一旦出现左心室肥厚,急性心肌梗死和猝死的风险会显著增加,无论男性还是女性都是如此。若不能及时有效控制血压和病情进展,左心室就会由肥厚转为扩张,最终导致心力衰竭。所以,心力衰竭是高血压病的严重并发症,其 5 年存活率只有 60%。

(3)高血压病损害肾脏。长期血压升高,可导致负责供应肾脏血液的肾小动脉硬化,使得可正常工作的肾脏组织越来越少,最终导致肾脏萎缩和肾衰竭,不能有效排出身体代谢产物和有害、有毒物质,出现严重的尿毒症。

(4)高血压病缩短寿命。特别是缩短老年人高血压病患者的寿命,血压越高则缩短寿命就越严重。60~69岁的高血压病患者,收缩压<140毫米汞柱(18.7千帕),则10年死亡率为50%;而收缩压>200毫米汞柱(26.7千帕),则10年死亡率为88.5%。舒张压<90毫米汞柱(12.0千帕),则10年死亡率为9.1%;而舒张压>110毫米汞柱(14.7千帕),则10年死亡率为100%。

三、高血压病防治原则和措施

1. 高血压病三级预防

高血压病是一种非传染性慢性疾病,是心脑血管病的危险因素,严重威胁身体健康,若能积极进行预防,就能有效减少对身体健康的危害。预防高血压病一般分为三级。①一级预防:又称原发预防,是指有危险因素存在,而高血压病尚未发生,如有高血压病家族史、肥胖、小儿高血压等,或高血压病处于亚临床阶段,即采取预防措施,控制和减少高血压病发生的危险因素。②二级预防:又称继发预防,是对已患高血压病的个体或群体采取措施,防止高血压病复杂或加重,包括一级预防、合理用药和医疗保健咨询等。③三级预防:是对高血压病急症进行抢救,预防并发症和康复治疗等。其中,一级预防十分重要,可采取如下措施。

(1)控制体重。超重或肥胖是高血压病的危险因素。体重指数低于22时,心脑血管病发病率、死亡率均最低;体重指数>25为超重,体重指数>30为肥胖,超重和肥胖者的高血压病发病率可达60%,其中肥胖者发病率为正常体重者的2~3倍。减肥的原则性措施是:限制过量饮食、少量多餐和增加运动量等。

(2)改进饮食结构。①限制钠摄入:理想的摄入钠标准是健康成年人每日5克。②增加钾摄入:多吃新鲜水果、蔬菜和豆类,健康成年人每日吃蔬菜400克、水果66克。③增加钙摄入:健康成年人每日摄入钙800毫克,牛奶、豆类、油菜、芹菜、萝卜的含钙量较高,可常吃。其中牛奶每毫升含钙 1 毫克,如每日喝 250 毫升牛奶,即可达到健康成年人每日需要量的 1/3。④限制脂肪摄入,补充优质蛋白质:健康成年人每日可进食谷物 500 克、薯类 100 克、蛋 50 克、肉 50 克、鱼 75 克。

(3)戒烟限酒。大量饮酒和吸烟,可使血压升高,高血压病患者应戒烟并减少饮酒量,每日饮酒量,应控制在白酒 50 毫升以内为宜。

(4)适度体育锻炼。体育锻炼应列入生活日程,并持之以恒,才能达到预防高血压病的目的,这对处于亚临床状态的高血压病患者更重要、更有益。

2. 高血压病预防发作早晨三部曲

(1)晨起先赖床。早晨是高血压病并发心脑血管病的高发时刻,而最危险的时刻,恰恰是刚刚醒来的一刹那。因为,人在睡眠时,大脑皮质处于抑制状态,各项生理功能维持着低速运转状态。此时,人体代谢功能降低、心跳减慢、血压下降,部分血液瘀积于四肢。早晨一醒来,呼吸、心跳、血压、肌张力等,在大脑由抑制转为兴奋的刹那间,要迅速恢复正常运转,会导致交感神经与肾上腺兴奋,从而引起心跳加快、血管收缩、血压升高,增加了心脏负担,最易诱发高血压病并发心脑血管病的急性发作。因此,早晨醒来的第一件事,不是仓促起床穿衣,而是赖床 5～10 分钟。采用仰卧姿势,进行心前区和胸部的自我按摩,做深呼吸、打哈欠、伸懒腰、活动四肢等,然后慢慢坐起,稍过片刻,再缓缓地下床并从容不迫地穿衣,使刚从睡梦中醒来的身体,逐渐适应白天活动的需要。

(2)晨起先饮水。身体经过一个晚上的睡眠,通过皮肤和呼吸器官失去了一部分水分,再加上尿液的形成与排放,使身体相应缺水,血液变得黏稠而难以流动,增加了血栓形成的可能性,也易诱发高血压病并发心脑血管病的急性发作。而晨起喝一杯温开水,可稀释血液,加速血液循环,从而最大限度地防止高血压病并发心脑血管病的急性发作。

(3)晨练前先少量进食。空腹晨练时所消耗的能量,主要来自身体贮存脂肪分解生成的游离脂肪酸,但若游离脂肪酸过多,又会成为心肌的毒物,从而引起各种心律失常。此外,游离脂肪酸还会使肝脏合成甘油三酯增加,可引起和加剧老年人冠心病和动脉硬化,对高血压病患者的影响尤甚。尤其是老年人高血压病患者,晨练前先进食少量碳水化合物等,如饮一杯糖水、蜂蜜醋水、豆浆、牛奶、豆奶粉水、麦乳精水等,以供给晨练时消耗能量的需要,而不必动用身体贮存的脂肪。

3. 高血压病生活预防

(1)情绪稳定,不动怒。在紧张、激动、恐惧或愤怒时,可出现心悸、气急和血压升高,甚至会引起心脑血管痉挛,可导致出血性脑卒中(脑出血)或心肌梗死。所以,保持心理平衡很重要,如遇不满意的人和事时,应进行冷处理,尽量避免正面冲突;还应培养多方面的兴趣爱好,适当参加社会公益活动,努力培养高尚情操和豁达胸怀。

(2)多运动,改晨练为午后练。因为早晨温度较低,特别在冬春季节,人受冷空气刺激,使血管收缩、血压升高,可加重高血压病病情;早晨的心脑血管功能障碍多于睡眠时,交感神经的兴奋灶也比较敏感,应激反应的应激激素和心率、血压均在早晨上升,晨练是发生猝死的常见原因。所以,最好在下午 4～5 点,进行缓慢运动,如步行、打太极拳、做广播操等。这些活动比较安全,既有利于降压,又对健康有益。

(3)减肥去脂,少吃动物脂肪。除适度体育锻炼外,少吃肥腻熏烤食品、动物脂肪、动物内脏和富含胆固醇食品,以预防超重、肥胖和高脂血症,也对高血压病起预防作用。

(4)少食盐,忌烟酒。戒烟,少饮酒类、咖啡等。每日盐摄入量应少于 5 克,一般以 3 克为宜。

(5)适当娱乐,生活有节。生活起居一定要有规律,注意劳逸结合。适当参加娱乐活动,并注意有节、有度,每次持续时间不应超过 2 小时。

4. 高血压病整体治疗

高血压病最理想的治疗方法是整体治疗,又称综合治疗,包括药物治疗和非药物治疗等各种方法。虽然降压药在整个高血压病治疗过程中起着关键作用,但考虑到任何降压药均有不同程度的不良反应,故应用降压药并不是治疗高血压病的唯一方法。在通常情况下,只有非药物治疗无效时,才考虑应用降压药;对于一定要应用降压药才能控制血压的高血压病,整体治疗取得的效果更好,而且可减少降压药的剂量和不良反应。

高血压病并不是单一因素所导致的,而是内在因素和外在因素综合作用的结果。其中外在因素包括长期精神紧张与过度精神刺激、饮食习惯、肥胖、过度吸烟与饮酒等。改变不良习惯、规律生活、充分睡眠、合理饮食、减轻与控制体重、运动疗法、心理疗法、行为疗法等,就是干预高血压病外在因素的非药物治疗。对于轻度(一级)高血压病,应用非药物治疗,能起到控制血压的作用;即使是中度(二级)或重度(三级)高血压病,在应用降压药治疗时,再配合非药物治疗,效果也会更好。

5. 高血压病阶梯治疗

高血压病阶梯治疗是指治疗高血压病的一种用药步骤,即先用一种作用缓和和不良反应较少的药物,若未达到预期降压效果,再联合应用两种或多种药物,甚至可加用或改用作用更强的药物的一种治疗方法。犹如上阶梯一样,一步一步地加用或换用药物,使血压控制在正常范围内,并尽量减轻或消除不良反应。

(1)第一阶梯。下列任何一类药,小剂量应用2~4周,若未达到预期降压效果,可逐渐增加剂量至常规剂量。下列剂量范围为小剂量至常规剂量。①利尿剂:氢氯噻嗪,每次12.5~25毫克,每日2次,口服;吲达帕胺,每次2.5~5毫克,每日1次,口服。②钙通道阻滞剂:硝苯地平,每次5~10毫克或20毫克,每日2~3次,口服;尼群地平,每次10毫克,每日3次,口服。③β受体阻滞剂:美托洛尔,每次100毫克,每日1次,口服;阿替洛尔,每次25~50

毫克,每日 1～2 次,口服。④血管紧张素转化酶抑制剂:卡托普利,每次 12.5～25 毫克,每日 2～3 次,口服;依那普利,每次 5 毫克,每日 1 次,口服。

(2)第二阶梯。第一阶梯药物常规剂量应用 2～4 周,若未达到预期降压效果,可进入第二阶梯。在原用一种药物的基础上,加用或换用第一阶梯药物中 1～2 种药物,即此阶梯应是两种药物联合应用。仍从小剂量开始,根据情况,逐渐增加剂量至常规剂量。少数重度(三级)高血压病,可采用联合用药。①利尿剂＋甲基多巴(甲基多巴,每次 125～250 毫克,每日 2～3 次,口服)。②利尿剂＋哌唑嗪(哌唑嗪,每次 0.5～2.5 毫克,每日 2～3 次,口服)。

(3)第三阶梯。第二阶梯两药联合应用 4 周,仍未达到预期降压效果,可进入第三阶梯。在联合应用两种药物的基础上,加用或换用第一、第二阶梯药物中的另一种药,仍从小剂量开始,三种药物联合应用。①利尿剂＋β 受体阻滞剂＋钙通道阻滞剂。②利尿剂＋β 受体阻滞剂＋甲基多巴。③利尿剂＋β 受体阻滞剂＋哌唑嗪。④利尿剂＋钙通道阻滞剂＋甲基多巴。

(4)第四阶梯。大约 85% 的高血压病,经第一阶梯、第二阶梯治疗可控制血压,或经第三阶梯治疗也能达到预期降压效果,只有极少数重度(三级)顽固性高血压病才需进入第四阶梯。可加用或换用胍乙啶、米诺地尔,仍从小剂量开始。①利尿剂＋胍乙啶(胍乙啶,每次 10～40 毫克或 50 毫克,每日 1 次,口服)。②利尿剂＋β 受体阻滞剂＋米诺地尔(米诺地尔,每次 2.5～5 毫克,每日 2 次,口服)。③利尿剂＋β 受体阻滞剂＋钙通道阻滞剂＋米诺地尔。

高血压病药物治疗,大多应从第一阶梯开始,循序渐进。只有部分重度(三级)顽固性高血压病或已有严重并发症,可从第二阶梯、第三阶梯或第四阶梯开始。通过阶梯治疗,待血压降低到预期水平,且稳定一段时间(3～6 个月)后,可逐渐减少用药品种和剂量,最后应用维持量。切忌突然停用一切药物,以免血压突然反弹,发生致命危险。

6. 高血压病血压降低到多少为宜

应根据高血压病患者年龄、病情、病程、心血管状态和并发症等而定。世界卫生组织(WHO)研究报告指出,中青年人高血压病患者,血压可降得低一点,收缩压以 120～130 毫米汞柱(16.0～19.4 千帕)、舒张压以 80 毫米汞柱(10.6 千帕)为宜;老年人高血压病患者,血压不宜降得过低,以 140/90 毫米汞柱(18.7/12.0 千帕)为宜;无心、脑、肾并发症的高血压病患者,以降低到正常血压为宜;有肾脏并发症时,舒张压不宜降低到 85 毫米汞柱(11.2 千帕)以下,应维持在较高水平为宜。此外,还应注意,血压降低后,看症状是否有所改善。如果血压降低了,而头昏、头痛等症状反而加重,说明降压的幅度要重新调整。

7. 高血压病治疗应持久

高血压病比较顽固,需长时间或终身坚持治疗。应在医生指导下,根据患者年龄、病情、病程、心血管状态、并发症和个体对药物的敏感程度等,选用合理的治疗方案,酌情采用单一用药或联合用药治疗。在应用降压药使血压得到控制后,可缓慢减少降压药的剂量,并采用维持量,持续应用。多种药物联合应用时,不可突然停药,同时要定期测量血压,并按血压的高低和全身情况,将药物进行调整或更换,增减药物品种或剂量。总之,治疗高血压病,只要持之以恒,坚持"三心",即信心、恒心、耐心,并注重整体治疗,绝大多数高血压病患者的血压,都可以相对稳定在比较正常或安全范围内,还可控制各种并发症的发生。

8. 老年人高血压病治疗原则

老年人各组织器官的生理功能逐渐减退,对药物的代谢和排泄能力也随之减退,容易造成药物在身体蓄积,使药物的不良反应增加,故老年人高血压病治疗应遵循以下原则。

(1)老年人高血压病,首选作用温和、不良反应小的降压药。从小剂量开始,以成年人常规剂量的 1/2 为宜,视血压控制情况,逐步增加到成年人常规剂量的 3/4 或全量。

(2)老年人高血压病,不能使血压降得太快太低,以使血压控制在 140/90 毫米汞柱(18.7/12.0 千帕)左右较为适宜。老年人高血压病有血压波动较大的特点,在治疗期间,应定期反复测量血压,以便随时调整用药剂量。

(3)老年人收缩压高性高血压病。①当老年人收缩压超过 160 毫米汞柱(21.3 千帕)时,应用药物治疗。②遵循选用单一用药的原则,从小剂量开始,降压不能过快过低,以免对心、脑、肾等带来不利影响。③严密监测血压变化,在医生指导下及时调整用药品种或剂量。④配合非药物治疗,如调节生活规律、减轻过多体重、限制营养过剩、限钠补钾、戒烟限酒、坚持体育锻炼等。

(4)老年人高血压病,应避免应用交感神经抑制剂利血平和 α_2 受体激动剂可乐定、甲基多巴等。因老年人易发生抑郁,而这些药物也有产生抑郁的不良反应,易致使老年人抑郁症加重。

(5)老年人高血压病,应避免应用交感神经抑制剂。否则,因老年人自主神经功能较差,会由于心、脑、肾等血流量减少而产生直立性低血压,对老年人收缩压高性高血压病防治不利。此外,也不能盲目应用利尿剂降压,以防发生水、电解质紊乱。

(6)老年人高血压病并发冠心病,应避免应用血管扩张剂肼屈嗪类单纯扩张小动脉药物。否则,易引起反射性心率加快、增加心肌耗氧量而使病情加重。在此种情况下,宜应用 β 受体阻滞剂和小剂量利尿剂联合降压。

(7)老年人高血压病并发肾功能不全,应避免应用交感神经抑制剂胍乙啶类药物或 β 受体阻滞剂。否则,可减少心排血量,导致肾血流量下降,加重肾功能损害。α_2 受体激动剂甲基多巴或血管紧张素转化酶抑制剂,有明显扩张肾血管作用,能增加肾血流量,可应用于老年人高血压病并发肾功能不全的治疗,并从小剂量开始,以防蓄积中毒。

9. 高血压病短效、中效、长效降压药特点和用法

根据在血液中维持有效作用时间的不同,降压药分为短效、中效、长效三种。

(1)短效降压药。维持时间为 5～8 小时,虽然维持时间不长,但起效时间很快。如硝苯地平维持时间为 5 小时,起效时间仅需 3～15 分钟;卡托普利维持时间为 6 小时,起效时间仅需 15～30 分钟。所以,当血压突然升高时,常用短效降压药作为急救药,一般每日 3 次,口服。

(2)中效降压药。维持时间为 10～12 小时,如硝苯地平控释片维持时间为 12 小时以上,尼群地平维持时间为 6～15 小时,依那普利维持时间为 11 小时,一般每日 2 次,口服。

(3)长效降压药。维持时间为 24 小时以上,一般每日 1 次,口服。维持时间最长的降压药是氨氯地平、培哚普利,但达到稳定的降压作用时间也较长,需要 4～7 日,故用药后不要着急,起效慢并不等于无效。

常用短效降压药有硝苯地平、卡托普利、维拉帕米、地尔硫草等,常用中效降压药有依那普利、非洛地平、美托洛尔、尼群地平等,常用长效降压药有氨氯地平、培哚普利、氯沙坦、福辛普利、贝那普利等。

有的高血压病患者血压呈持续升高状态,有的高血压病患者血压则忽高忽低,但大多数高血压病患者血压呈双峰状,即早晨至上午 10 点和下午 3～4 点至晚上,这两段时间血压呈上升趋势,尤其是早晨血压常急剧升高。因此,短效、中效、长效降压药,应在医生指导下应用。

10. 高血压病降压药应用注意事项

(1)若夜间血压过低,临睡前不宜服用,以防夜间睡眠时血压降得过低,引起突发心脑血管病,故宜在早晨空腹服用。

(2)若血压无昼夜节律,即无白天血压高、晚上血压低的昼夜节律,可于每晚临睡前口服 1 次短效降压药硝苯地平等。

（3）若白天血压较高，以早晨服 1 次长效降压药效果较佳。

（4）若血压突然急剧升高，应立即含服短效降压药硝苯地平等，可使血压迅速下降。

11. 高血压病降压药选择

高血压病降压药选择，应根据患者年龄、病情、病程、心血管状态和并发症等而定；还要根据患者体质、用药不良反应等情况，来调整或更换降压药。不同高血压病应选择不同的降压药。

（1）中青年人高血压病患者。宜应用 β 受体阻滞剂，如美托洛尔、阿替洛尔、普萘洛尔等。

（2）老年人高血压病患者。应用利尿剂和钙通道阻滞剂通常比 β 受体阻滞剂更有效，应避免应用交感神经抑制剂利血平和 α_2 受体激动剂可乐定、甲基多巴等，以防引起抑郁症；为防止直立性低血压的发生，应慎用哌唑嗪、胍乙啶等。

（3）曾有中风或小中风病史的高血压病患者。应避免应用可引起直立性低血压的降压药，如哌唑嗪、胍乙啶等。

（4）有抑郁症病史的高血压病患者。应避免应用交感神经抑制剂利血平和 α_2 受体激动剂可乐定、甲基多巴等，以免诱发或加重抑郁症。宜应用血管紧张素转化酶抑制剂、利尿剂、血管扩张剂、钙通道阻滞剂、α_1 受体阻滞剂等任何 1～2 种。

（5）高血压病并发骨质疏松患者。以应用髓襻类利尿剂以外的利尿剂较为合适，可有助于保护骨结构。

（6）高血压病并发偏头痛患者。宜应用 β 受体阻滞剂美托洛尔或钙通道阻滞剂硝苯地平等。

（7）高血压病并发多种疾病患者。如并发糖尿病、冠心病、肾功能不全、心功能不全、心律失常、高脂血症、阳痿、支气管哮喘、痛风等，应在医生指导下，应用合适的降压药。

12. 高血压病急症家庭急救

高血压病急症是指高血压病患者的血压，在短期内（数小时至数日）急剧升高，伴心、脑、肾等功能障碍，需要在数分钟或数小时内将血压控制在较安全水平。包括恶性高血压、高血压危象、高血压脑病、急性左心衰竭、急性冠状动脉供血不全、出血性脑卒中(脑出血)、可乐定急性停药综合征等。在无法及时入院救治的情况下,可采用以下家庭急救措施。

(1)迅速降压。可应用短效降压药,如硝苯地平,每次 10 毫克,舌下含服,立即;或卡托普利,每次 25 毫克,舌下含服,立即。一般 5~30 分钟可见血压下降,降压作用可维持 4~6 小时。

(2)快速利尿。若并发急性左心衰竭,可应用髓襻类利尿剂,如呋塞米,每次20~40毫克,口服,立即;或布美他尼,每次 0.5~1 毫克,口服,立即。

(3)吸氧。若有条件可高流量吸氧。

(4)取恰当体位。若并发急性左心衰竭,应取坐位或半卧位,双腿下垂,以减少回心血量;若并发高血压危象或高血压脑病,可取头高足低卧位。

(5)镇静。若并发高血压危象或高血压脑病,出现头痛、烦躁、失眠等症状时,可应用镇静剂。如地西泮,每次 5 毫克,每日 3 次,口服;或苯巴比妥,每次 100 毫克,每日 3 次,口服。

(6)制止抽搐。可用拇指掐人中、内关、合谷等穴位;解开衣领、除去假牙、于上下齿之间置牙垫(也可用纱布垫),以防咬破舌头;头取侧位,以保持呼吸道通畅。

13. 高血压病家庭护理

(1)了解高血压病知识,合理安排生活,注意劳逸结合。买1~2 本权威性出版社出版的、关于高血压病防治知识的科普读物,经常翻阅,了解并掌握高血压病的防治要点,以缓解因高血压病而导致的紧张心情。日常生活中,领带、衣裤、裤带等,均不要过紧,弯腰动作不宜过度,改变体位不宜太突然,否则可使血压升高。要劳逸结合,生活不宜紧张、劳累,应做些力所能及的工作或劳动。睡眠要充足,不要熬夜,避免用脑过度;睡前不要太兴奋、激动,入睡前可听轻音乐,让大脑安静下来。玩麻将、打扑克、玩游戏机、看球类比赛等,要适可而止,防止情绪过分激动而诱发出血性脑卒中(脑出血)或心肌梗死。

(2)坚持长期规范治疗和保健护理,以控制并保持血压在接近正常水平,防止对心、脑、肾等进一步损害。降压药应在医生指导下应用,做到长期用药不间断,切忌随便停药。若感觉某段时间血压比较平稳,是否少用或间断性用药,应由医生决定,决不能自作主张自行停药。由于高血压病与高脂血症关系密切,故应定期检查血脂,并防止血脂升高。

(3)提高社会适应能力,维持心理平衡,尽量避免各种不良刺激的影响。保持情绪稳定,心情乐观愉快,心平气和,避免过度喜怒哀乐,家属和亲戚朋友要尽量营造温馨和谐氛围。

(4)保持大便通畅。必要时可应用各种缓泻剂。

(5)适度体育锻炼。以不引起心慌、脉搏明显增加为宜,做到适度而持之以恒。

(6)定时测量血压。每日血压高峰点在上午 9～10 点和下午 4～8 点,应在以上两段时间内测量血压,若发现血压持续升高,或出现头晕、头痛、恶心等症状,应及时就近就诊,以避免病情恶化而导致意外发生。

(7)注意饮食控制和调节。减少钠盐、动物脂肪的摄入,戒烟限酒,并建立良好的饮食制度。

第二章　高血压病西医用药

一、高血压病不同剂型西医用药

1. 高血压病利尿剂用药方

利尿剂可降低血容量和静脉回流量,减少心排血量,使末梢血管阻力下降,从而使血压降低。利尿剂可分为噻嗪类利尿剂、髓襻类利尿剂、保钾类利尿剂等三类,其中噻嗪类利尿剂特别适用于轻度(一级)、中度(二级)高血压病,髓襻类利尿剂适用于高血压病并发急性左心衰竭或肾功能不全,保钾类利尿剂适用于高血压病并发水肿。利尿剂可与其他降压药联合应用,但长期大量应用,应注意对血钾、血脂和血糖的影响。

(1)氢氯噻嗪。为噻嗪类利尿剂。剂型:片剂有 10 毫克、25 毫克、50 毫克三种。可单独应用,但常与其他降压药联合应用,以减少用药剂量和不良反应。初始每次 25～37.5 毫克,每日 2 次,口服;1 周后酌情逐渐减少剂量至每次 12.5～25 毫克,每日 2 次,口服。长期应用,可出现乏力、倦怠、食欲不振、恶心、呕吐、电解质紊乱、高血糖、高尿酸等不良反应。肝肾功能不全、妊娠期等禁用。

(2)苄氟噻嗪。为噻嗪类利尿剂。剂型:片剂有 2.5 毫克、5 毫克、10 毫克三种。初始每日 2.5～20 毫克,分 1～2 次口服,然后酌情逐渐调整剂量;小儿每日每千克体重 0.05～0.4 毫克,分 1～2 次口服。不良反应、禁忌证等与氢氯噻嗪相同。

(3)环戊噻嗪。为噻嗪类利尿剂。剂型:片剂有 0.25 毫克、0.5 毫克二种。初始每次 0.25 毫克,每日 2 次,口服;然后酌情逐渐减少剂量,维持量为每次 0.25 毫克,每日 1 次,口服。不良反应、禁忌证等与氢氯噻嗪相似。

(4)氯噻酮。虽为非噻嗪类利尿剂,但其作用机制、不良反应、禁忌证等与噻嗪类利尿剂相似,故归在此处介绍。剂型:片剂有25毫克、50毫克、100毫克三种。初始每次12.5～25毫克,每日1次或隔日1次,口服;然后酌情逐渐增加剂量至每次50～100毫克,每日1次或隔日1次,口服;极量为每次100毫克,每日1次,口服。

(5)美托拉宗。虽为非噻嗪类利尿剂,但其作用机制、不良反应、禁忌证等与噻嗪类利尿剂相似,故归在此处介绍。剂型:片剂有2.5毫克、5毫克二种。可单独应用或与其他降压药联合应用,一般每次2.5～5毫克,每日1次,口服。

(6)呋塞米。为髓襻类利尿剂。剂型:片剂有20毫克一种,针剂有2毫升20毫克一种。初始每次20～40毫克,每日2次,口服;或每次40～80毫克,25%葡萄糖注射液20毫升稀释,静脉推注,每日2次;然后酌情逐渐调整剂量。可出现恶心、乏力、口渴、腹泻等不良反应;长期应用,可导致胃及十二指肠溃疡、肝功能异常、高尿酸、高血糖等不良反应;长期大量应用,可导致电解质紊乱、低钠、低钾、低钙、低氯性碱中毒等不良反应。痛风、糖尿病、肝肾功能不全等慎用,妊娠期禁用。静脉推注必须缓慢。

(7)吡咯他尼。为髓襻类利尿剂。剂型:片剂有3毫克、5毫克二种,缓释胶囊剂有6毫克一种。初始每次9毫克,每日早晨1次,口服;然后酌情逐渐增加剂量至每次12毫克,每日早晨1次,口服。妊娠期慎用,过敏体质、低血钾、低血钠、低血容量、无尿或少尿、肝昏迷、洋地黄过量等禁用。

(8)托拉塞米。为髓襻类利尿剂。剂型:片剂有5毫克、10毫克二种。初始每次2.5毫克,每日1次,口服;然后酌情逐渐增加剂量至每次5毫克,每日1次,口服。不良反应、禁忌证等与吡咯他尼相同。

(9)布美他尼。为髓襻类利尿剂。剂型:片剂有1毫克、2毫克二种。初始每次0.5～1毫克,每日1次,口服;然后酌情逐渐增加剂量至每次 0.5～1 毫克,每日 2～3 次,口服。不良反应与呋塞米相似。严重肝肾功能不全、糖尿病、痛风、小儿等慎用,妊娠期禁用。

(10)阿米洛利。为保钾类利尿剂。剂型:片剂有 2.5 毫克、5 毫克二种。初始每次 5 毫克,每日 2 次,口服;然后酌情逐渐增加剂量,极量为每次 10 毫克,每日 2 次,口服。可出现恶心、呕吐、口渴、头晕、困倦、直立性低血压、肝功能异常等不良反应。高钾血症、肾功能不全等禁用。

(11)氨苯蝶啶。为保钾类利尿剂。剂型:片剂有 50 毫克一种。成年人每次 50 毫克,每日 2～3 次,口服;小儿每日每千克体重 2～4 毫克,分 2～3 次口服,可每日或隔日用药。常与氢氯噻嗪等排钾类利尿剂联合应用或交替应用。妊娠期、哺乳期、高钾血症、肝肾功能不全等慎用。

2. 高血压病 β 受体阻滞剂用药方

β 受体阻滞剂可竞争性地与 β 肾上腺素受体结合而产生阻滞,使末梢血管阻力下降,从而达到降低血压的目的。

(1)普萘洛尔。阻滞 β_1、β_2 受体。剂型:片剂有 10 毫克一种。初始每次 5 毫克,每日 4 次,口服,然后酌情逐渐调整剂量。可出现乏力、嗜睡、头昏、失眠、恶心、腹胀、皮疹、晕厥、低血压、心动过缓等不良反应。支气管哮喘、过敏性鼻炎、窦性心动过缓、重度房室传导阻滞、心源性休克等禁用。不宜与单胺氧化酶抑制剂联合应用。

(2)纳多洛尔。阻滞 β_1、β_2 受体,作用比普萘洛尔大 2～4 倍。剂型:片剂有 40 毫克、80 毫克、120 毫克三种。初始每次 40 毫克,每日 1 次,口服;然后酌情逐渐增加剂量至每次80～320 毫克,每日 1 次,口服。不良反应、禁忌证等与普萘洛尔相似。

(3)索他洛尔。阻滞 β_1、β_2 受体,作用为普萘洛尔的 1/3。剂型:片剂有 20 毫克、40 毫克、80 毫克、160 毫克四种。初始每次 40

毫克,每日2次,口服;然后酌情逐渐增加剂量至每次80~300毫克,每日2次,口服。不良反应、禁忌证等与普萘洛尔相似。

(4)吲哚洛尔。阻滞 β_1、β_2 受体,作用比普萘洛尔大6~15倍。剂型:片剂有1毫克、5毫克、10毫克三种。每次5~10毫克,每日3次,口服。不良反应、禁忌证等与普萘洛尔相似。

(5)阿昔洛尔。阻滞 β_1、β_2 受体,作用为普萘洛尔的1/3。剂型:片剂有50毫克一种。每次25~50毫克,每日3次,饭后口服。不良反应、禁忌证等与普萘洛尔相似。

(6)氧烯洛尔。阻滞 β_1、β_2 受体,作用与普萘洛尔相似,具有内在拟交感活性和膜稳定性。剂型:片剂有20毫克、40毫克二种,缓释片剂有80毫克、160毫克二种。初始每次80毫克,每日2次,口服;然后酌情逐渐增加剂量至每次240毫克,每日2次,口服。不良反应、禁忌证等与普萘洛尔相似,但可偶见血小板降低。

(7)左布诺洛尔。阻滞 β_1、β_2 受体,作用比普萘洛尔大20~40倍。剂型:片剂有1毫克、5毫克二种。每次1~5毫克,每日3次,口服。可出现失眠、支气管哮喘、呼吸困难、食欲不振、踝肿等不良反应。

(8)贝凡洛尔。阻滞 β_1、β_2 受体,作用为普萘洛尔的1/3~1/2。剂型:片剂有50毫克一种。每次200毫克,每日1~2次,口服。不良反应、禁忌证等与普萘洛尔相似。

(9)卡替洛尔。阻滞 β_1、β_2 受体,作用比普萘洛尔大30倍。剂型:片剂有5毫克一种。每次5毫克,每日3次,口服。不良反应、禁忌证等与普萘洛尔相似。

(10)布尼洛尔。阻滞 β_1、β_2 受体。剂型:片剂有5毫克一种。每次5毫克,每日3次,口服。不良反应、禁忌证等与普萘洛尔相似。

(11)阿替洛尔。阻滞 β_1 受体。剂型:片剂有25毫克、50毫克、100毫克三种。每次50~100毫克,每日1~2次,口服。严重窦性心动过缓、房室传导阻滞、心力衰竭、妊娠期等禁用。

（12）美托洛尔。阻滞 β_1 受体,有较弱的膜稳定性,无内在拟交感活性。剂型:片剂有 50 毫克、100 毫克二种,胶囊剂有 50 毫克一种,缓释片剂有 100 毫克、200 毫克二种,针剂有 5 毫升 5 毫克一种。初始每次 100 毫克,每日 1 次,口服;维持量为每次100～200 毫克,每日 1 次,口服;可酌情逐渐增加剂量至每次 200 毫克,每日 2 次,口服。或每次 5 毫克,25% 葡萄糖注射液 20 毫升稀释,每分钟 1～2 毫克静脉推注;每隔 5 分钟重复静脉推注 1 次,直至生效,每日总量为 10～15 毫克。可出现胃部不适、眩晕、头痛、疲乏、失眠等不良反应。支气管哮喘、糖尿病、甲亢等慎用;房室传导阻滞、窦性心动过缓、低血压、对洋地黄无效的心力衰竭、妊娠期等禁用。

（13）倍他洛尔。阻滞 β_1 受体,有一定的膜稳定性,无内在拟交感活性。剂型:片剂有 20 毫克一种。每次 10 毫克,每日 1 次,口服,通常在 7～14 日达到良效;可酌情逐渐增加剂量至每次 40 毫克,每日 1 次,口服。老年人初始剂量酌减。不良反应、禁忌证等与阿替洛尔相似。

（14）比索洛尔。阻滞 β_1 受体,无膜稳定性,无内在拟交感活性,作用比美托洛尔大 5～10 倍。剂型:片剂有 5 毫克、10 毫克二种。每次 5～10 毫克,每日 1 次,口服。不良反应、禁忌证等与阿替洛尔相同。

（15）醋丁洛尔。阻滞 β_1 受体,有一定的膜稳定性和内在拟交感活性。剂型:片剂有 400 毫克一种,胶囊剂有 200 毫克一种。初始每次 400 毫克,每日 1 次,口服;2 周后酌情逐渐增加剂量至每次 400 毫克,每日 2 次,口服。不良反应、禁忌证等与普萘洛尔相同。

（16）塞利洛尔。阻滞 β_1 受体,有内在拟交感活性,作用为普萘洛尔的 0.3～1 倍。剂型:片剂有 200 毫克一种。每次 200～400 毫克,每日 1 次,口服。不良反应、禁忌证等与普萘洛尔相同。

3. 高血压病 α_1 受体阻滞剂用药方

α_1 受体阻滞剂选择性阻断周围神经 α_1 受体,抑制交感神经递质对血管平滑肌的作用,使血管扩张、血压降低。不影响 α_2 受体,不会引起明显的反射性心动过速,也不增加肾素的分泌,适用于中度(二级)高血压病并发肾功能不全。

(1)哌唑嗪。降压作用较强。剂型:片剂有 0.5 毫克、1 毫克、2 毫克三种。初始每次 0.5～1 毫克,每日 3 次,口服,首剂晚睡前口服。或初始每次 0.5 毫克,每日 3 次,口服;然后酌情逐渐增加剂量至每次 2～5 毫克,每日 3 次,口服。可出现恶心、眩晕、头痛、嗜睡、心悸、直立性低血压等首剂现象,或偶有口干、皮疹、发热性关节炎等不良反应。严重心脏病、精神病等慎用,小儿、妊娠期、哺乳期等禁用。

(2)特拉唑嗪。作用与哌唑嗪相似。剂型:片剂有 0.5 毫克、1 毫克、2 毫克、5 毫克四种。初始每次 1 毫克,每晚睡前 1 次,口服;然后酌情逐渐增加剂量,一般每次 4～5 毫克,最大量为每次 10 毫克,每日 2 次,口服。首剂现象等不良反应较少。小儿、妊娠期、哺乳期、肝肾功能不全等禁用。

(3)多沙唑嗪。作用与哌唑嗪相似。剂型:片剂有 0.5 毫克、1 毫克、2 毫克三种。初始每次 0.5 毫克,每日 1 次,口服;1～2 周内酌情逐渐增加剂量至每次 1 毫克,每日 2 次,口服;然后酌情逐渐增加剂量至每次 2～4 毫克,每日 2 次,口服。首剂现象等不良反应与特拉唑嗪相似。禁忌证与特拉唑嗪相同。

(4)乌拉地尔。作用与哌唑嗪相似。剂型:胶囊剂有 30 毫克、60 毫克二种,针剂有 5 毫升 25 毫克、10 毫升 50 毫克二种。初始每次 60 毫克,每日 2 次,口服,然后酌情逐渐调整剂量。或每次 12.5～25 毫克,25%葡萄糖注射液 20 毫升稀释,缓慢静脉推注,必要时,5 分钟后,可重复静脉推注 1 次;或每次 500 毫克,5%葡萄糖注射液 500 毫升稀释,每分钟静脉滴注 0.1～0.4 微克,必要时,然后酌情逐渐调整剂量。可出现眩晕、恶心、头痛、心悸、胃肠反应、皮疹、直立性低血压等不良反应。妊娠期、哺乳期等禁用。老年人初始剂量宜小,针剂静脉注射不宜应用碱性注射液稀释。

4. 高血压病 α_2 受体激动剂用药方

α_2 受体激动剂由于激动中枢神经突触后膜 α_2 受体,使中枢抑制性神经元兴奋,导致周围交感神经功能下降,使血压降低;还可激动周围交感神经突触前膜 α_2 受体,引起负反馈,减少交感神经递质的释放,使血压降低。适用于中度(二级)高血压病,常与利尿剂联合应用。

(1)可乐定。剂型:片剂有 0.075 毫克、0.15 毫克二种,针剂有 2 毫升 0.15 毫克一种。初始每次 0.075～0.15 毫克,每日 3 次,口服;然后酌情逐渐增加剂量,维持量为每次 0.15～0.75 毫克,每日 3 次,口服;极量为每次 0.6 毫克,每日 3 次,口服。或每次 0.15～0.3 毫克,25%葡萄糖注射液 20 毫升稀释,缓慢静脉推注,必要时。可出现口干、便秘、嗜睡、乏力、头晕、头痛、恶心、食欲不振等不良反应。长期应用,可导致水钠潴留,故应与利尿剂联合应用;突然停药,可引起交感神经亢进,故应逐渐减量停药。

(2)莫索尼定。剂型:片剂有 0.2 毫克、0.4 毫克二种。初始每次 0.2～0.4 毫克,每日 1 次,口服;然后酌情逐渐增加剂量,最大量为每次 0.6 毫克,每日 1 次,口服。可出现口干、乏力、头痛等不良反应。病窦综合征、窦房结或房室传导阻滞、非稳定型心绞痛、肝肾功能不全等禁用。

(3)甲基多巴。作用与可乐定相似。剂型:片剂有 0.25 克一种。初始每次 0.25 克,每日 2 次,口服;然后酌情每 2 日调整剂量 1 次,最大量为每次 1 克,每日 2 次,口服。可出现溶血性贫血、粒细胞减少症、肝损害等不良反应。

(4)胍法辛。作用比可乐定小。剂型:片剂有 0.5 毫克一种。初始每次 0.5～1 毫克,每日 1 次,晚睡前口服;然后酌情逐渐增加剂量至每次 3 毫克,每日 1 次,晚睡前口服。不良反应、禁忌证等与可乐定相似。

（5）胍那苄。作用与可乐定相似。剂型:片剂有 4 毫克一种。初始每次 4 毫克,每日 2 次,口服;每 1～2 周酌情逐渐增加剂量 4～8毫克,最大量为每次 32 毫克,每日 2 次,口服。不良反应比可乐定轻。

5. 高血压病兼有 α 和 β 受体阻滞剂用药方

兼有 α 和 β 受体阻滞剂为兼有 α 和 β 肾上腺素能受体阻滞剂的简称,对 α 和 β 受体均有阻滞作用,其阻滞强度为 α∶β＝1∶3～4,适用于高血压病并发高血压危象。

（1）拉贝洛尔。剂型:片剂有 100 毫克、200 毫克二种,针剂有 5 毫升50 毫克一种。初始每次 100 毫克,每日 2～3 次,口服;然后酌情逐渐增加剂量至每次 200 毫克,每日 3～4 次,口服。高血压危象,每次 100～200 毫克,25％葡萄糖注射液 20 毫升稀释,静脉推注,必要时。可出现眩晕、乏力、幻觉、胃肠道反应等不良反应,小儿、妊娠期、出血性脑卒中(脑出血)等禁止静脉推注。

（2）地来洛尔。β 受体阻滞强度为拉贝洛尔的 4 倍,α 受体阻滞强度为拉贝洛尔的 1/3,对 $β_1$ 和 $β_2$ 受体无选择性,有内在拟交感活性。剂型:片剂有 100 毫克、200 毫克二种。每次 200 毫克,每日 4 次,口服。不良反应、禁忌证等与拉贝洛尔相似。

（3）阿罗洛尔。无膜稳定性,无内在拟交感活性。剂型:片剂有 5 毫克一种。初始每次 10 毫克,每日 2 次,口服;然后酌情逐渐增加剂量至每次 15 毫克,每日 2 次,口服。不良反应、禁忌证等与拉贝洛尔相似。

（4）卡维地洛。β 受体阻滞强度为拉贝洛尔的 33 倍、普萘洛尔的 3 倍。剂型:片剂有 25 毫克一种。初始每次 25 毫克,每日 1 次,口服;然后酌情逐渐增加剂量至每次 50 毫克,每日 1～2 次,口服;极量为每次 50 毫克,每日 2 次,口服。可出现头晕、头痛、乏力、心动过缓等不良反应。妊娠期、哺乳期等禁用。

6. 高血压病血管紧张素转化酶抑制剂用药方

血管紧张素转化酶可使活性很低的血管紧张素Ⅰ转化为有强

烈收缩血管活性的血管紧张素Ⅱ。血管紧张素转化酶抑制剂能减少血管紧张素Ⅱ的生成,减少扩张血管的缓激肽水解,引起血管扩张、血压降低,减轻心脏前、后负荷,改善心功能,适用于高血压病并发急性左心衰竭、心肌梗死。可出现干咳、头晕、头痛、恶心、呕吐、皮疹、血管神经性水肿、中性粒细胞减少、血流增快、蛋白尿、高钾血症、低钠血症等不良反应。

(1)卡托普利。剂型:片剂有6.25毫克、12.5毫克、25毫克三种。初始每次12.5毫克,每日2～3次,饭前1小时口服;1～2周内酌情逐渐增加剂量至每次50毫克,每日2～3次,饭前1小时口服。小儿每次每千克体重0.3毫克,每日3次,饭前1小时口服;必要时,每隔8～10小时,每次每千克体重增加0.3毫克。妊娠期禁用,哺乳期慎用。若出现持续性干咳,停药后可消失。若出现面部、眼、舌、喉肿胀,以及吞咽或呼吸困难、声音嘶哑等血管神经性水肿症状时,应立即停药。若肾功能不全应减少剂量或减少用药次数,或从小剂量开始,逐渐增加至合适剂量。

(2)依那普利。为前体药物,进入身体水解成活性成分依那普利拉而起作用,作用比卡托普利大10倍。剂型:片剂有5毫克、10毫克、20毫克三种。初始每次5毫克,每日1次,口服;然后酌情逐渐增加剂量,最大量为每次40毫克,每日1次,口服。食物不影响药物吸收,若肾功能严重受损可减少剂量,如每次2.5毫克,每日1次,口服。

(3)贝那普利。为前体药物,进入身体水解成活性成分贝那普利拉而起作用。剂型:片剂有5毫克、10毫克、20毫克三种。初始每次10毫克,每日1次,口服;然后酌情逐渐增加剂量至每次20毫克,每日2次,口服。食物会延迟药物吸收,但不影响吸收量。

(4)西拉普利。为前体药物,进入身体水解成活性成分西拉普利拉而起作用。剂型:片剂有0.5毫克、1毫克、2.5毫克三种。初始每次1毫克,每日1次,晚睡前口服;然后酌情逐渐增加剂量至每次5毫克,每日1次,晚睡前口服。

（5）培哚普利。为前体药物，进入身体水解成活性成分培哚普利拉而起作用。剂型：片剂有 2 毫克、4 毫克二种。初始每次 4 毫克，每日 1 次，晚睡前口服；然后酌情逐渐增加剂量至每次 8 毫克，每日 1 次，晚睡前口服。

（6）赖诺普利。剂型：片剂有 5 毫克、10 毫克二种。初始每次 5 毫克，每日 1 次，口服；然后酌情逐渐增加剂量，最大量为每次 40 毫克，每日 1 次，口服。

（7）福辛普利。为前体药物，进入身体水解成活性成分福辛普利拉而起作用。剂型：片剂有 10 毫克一种。初始每次 10 毫克，每日 1 次，口服；3～4 周内酌情逐渐增加剂量至最大量，每次 40 毫克，每日 1 次，晚睡前口服。适用于高血压病并发肝肾功能不全。

（8）咪达普利。为前体药物，进入身体水解成活性成分咪达普利拉而起作用。剂型：片剂有 5 毫克、10 毫克二种。初始每次 5 毫克，每日 1 次，口服；然后酌情逐渐增加剂量至每次 10 毫克，每日 1 次，口服。

（9）雷米普利。为前体药物，进入身体水解成活性成分雷米普利拉而起作用。剂型：片剂有 5 毫克一种。初始每次 2.5 毫克，每日 1 次，口服；然后酌情逐渐增加剂量至每次 10 毫克，每日 1 次，口服。

（10）地拉普利。为强效、长效血管紧张素转化酶抑制剂。剂型：片剂有 7.5 毫克、15 毫克、30 毫克三种。初始每次 3.75～30 毫克，每日 2 次，口服；然后酌情逐渐增加剂量，最大量为每次 60 毫克，每日 2 次，口服。注意事项与依那普利相同。

（11）群多普利。为不含巯基的血管紧张素转化酶抑制剂，起效快而持久。剂型：胶囊剂有 0.5 毫克、1 毫克、2 毫克三种。初始每次 0.5～1 毫克，每日 1 次，口服；然后酌情逐渐增加剂量，最大量为每次 4 毫克，每日 1 次，口服。

（12）喹那普利。为不含巯基的强效血管紧张素转化酶抑制剂。剂型：片剂有 5 毫克、10 毫克、20 毫克三种。初始每次 5 毫克,每日1次,口服;然后酌情逐渐增加剂量,维持量为每次20～40毫克,每日1次,口服。妊娠期、肾动脉狭窄等禁用。

(13)佐芬普利。为新型含巯基的血管紧张素转化酶抑制剂。剂型:片剂有2.5毫克一种。每次2.5～5毫克,每日2次,口服。肾功能不全慎用。与保钾利尿剂或含钾制剂联合应用时,应防止高血钾。

(14)螺普利。为新型不含巯基的血管紧张素转化酶抑制剂。剂型:片剂有25毫克一种。每次25～50毫克,每日1次,口服。肾功能不全慎用。防止低血压、低血钾。

7. 高血压病血管紧张素受体拮抗剂用药方

血管紧张素受体拮抗剂可阻止血管紧张素Ⅱ与受体结合,具有阻断血管紧张素Ⅱ引起的收缩血管、促进醛固酮分泌等作用,从而使血压降低。

(1)氯沙坦。为前体药物,进入身体代谢成活性成分而起作用。剂型:片剂有50毫克一种。初始每次50毫克,每日1次,口服;然后酌情逐渐增加剂量至每次100毫克,每日1次,口服。再增加剂量,降压效果并不提高。可出现头痛、头晕、乏力等不良反应,对此制剂过敏、妊娠期、哺乳期等禁用。

(2)缬沙坦。剂型:胶囊剂有80毫克、160毫克二种。初始每次80毫克,每日1次,口服;然后酌情逐渐增加剂量至每次160毫克,每日1次,口服。可出现头痛、头晕、乏力等不良反应,对此制剂过敏、妊娠期、哺乳期等禁用。

(3)伊贝沙坦。剂型:片剂有150毫克一种。初始每次150毫克,每日1次,口服;然后酌情逐渐增加剂量至每次300毫克,每日1次,口服。可出现头痛、头晕、乏力等不良反应,对此制剂过敏、妊娠期、哺乳期等禁用。血液透析或超过75岁,初始剂量可减少为每次75毫克,每日1次,口服。

8. 高血压病钙通道阻滞剂用药方

钙通道阻滞剂能选择性地抑制细胞外钙离子内流,引起血管平滑肌松弛、心肌收缩力下降,从而使血压降低。以降压迅速、作用稳定为特点,适用于中度(二级)和重度(三级)高血压病,尤适用于老年人收缩期高血压病。

(1)硝苯地平。剂型:片剂有 5 毫克、10 毫克二种,控释片剂有 30 毫克一种,胶囊剂有 5 毫克、10 毫克二种。片剂或胶囊剂,初始每次 5~20 毫克,每日 3 次,口服,然后酌情逐渐增加剂量;控释片剂,初始每次 30 毫克,每日 1 次,口服,然后酌情逐渐增加剂量。可出现面部潮红、心悸、窦性心动过速、舌根麻木、口干、发汗、头痛、恶心、食欲不振等不良反应。妊娠期禁用。

(2)尼卡地平。剂型:有片剂 10 毫克一种。每次 20 毫克,每日 3 次,口服。青光眼、肝肾功能不全等慎用,脑出血、颅内压增高、妊娠期、哺乳期等禁用。

(3)尼群地平。剂型:片剂有 10 毫克一种。每次 10 毫克,每日 3 次,口服。可出现头痛、眩晕、心悸等不良反应。

(4)尼索地平。剂型:片剂有 10 毫克一种。每次 10 毫克,每日 1~3 次,口服。可出现面部潮红、头痛、心悸、倦怠等不良反应。

(5)非洛地平。剂型:片剂有 5 毫克一种。初始每次 5 毫克,每日 1 次,口服;然后酌情逐渐增加剂量,维持量为每次 5~10 毫克,每日 1 次,口服;最大量为每次 20 毫克,每日 1 次,口服。大量服用,可出现头晕、头痛、心悸、疲乏、牙龈增生、踝关节肿胀等不良反应。妊娠期慎用。

(6)氨氯地平。剂型:片剂有 2.5 毫克、5 毫克、10 毫克三种。初始每次 5 毫克,每日 1 次,口服;然后酌情逐渐增加剂量,最大量为每次 10 毫克,每日 1 次,口服。不良反应与硝苯地平相似,肝功能不全禁用。

(7)左氨氯地平。剂型:片剂有 2.5 毫克一种。初始每次 2.5 毫克,每日 1 次,口服;然后酌情逐渐增加剂量,最大量为每次 5 毫克,每日 1 次,口服。不良反应比氨氯地平轻。

(8)乐卡地平。剂型:片剂有 10 毫克一种。初始每次 10 毫克,每日1次,饭前口服;2周后可酌情逐渐增加剂量至每次20毫克,每日1次,饭前口服。不良反应与硝苯地平相似。

(9)伊拉地平。剂型:片剂有2.5毫克一种,缓释胶囊剂有2.5毫克、5毫克二种。初始每次2.5毫克,每日2次,口服;然后酌情逐渐增加剂量至每次5毫克,每日2次,口服。可出现头痛、眩晕、心悸、面部潮红、胃肠道不适等不良反应。

(10)尼伐地平。剂型:片剂有2毫克、4毫克二种。每次2~4毫克,每日2次,口服。可出现心悸、面部潮红、发热、转氨酶升高、过敏等不良反应。

(11)马尼地平。剂型:片剂有5毫克一种。初始每次5毫克,每日1次,口服;然后酌情逐渐增加剂量至每次10~20毫克,每日1次,口服。不良反应与硝苯地平相似,也偶见肝肾功能异常、白细胞减少等。

(12)拉西地平。剂型:片剂有2毫克、4毫克二种。初始每次4毫克,每日1次,口服;然后酌情逐渐增加剂量至每次6毫克,每日1次,口服。不良反应与硝苯地平相似。

(13)贝尼地平。剂型:片剂有2毫克、4毫克、8毫克三种。每次2~4毫克,每日1次,早饭后口服;可酌情逐渐增加剂量至每次8毫克,每日1次,早饭后口服。不良反应与硝苯地平相似。肝功能不全慎用,心源性休克、妊娠期等禁用。

(14)巴尼地平。剂型:胶囊剂有5毫克、10毫克、15毫克三种。初始每次10~15毫克,每日1次,口服,然后酌情逐渐增加剂量。不良反应、禁忌证等与贝尼地平相似。

(15)地尔硫草。剂型:片剂有30毫克一种,缓释片剂有30毫克一种。每次30~60毫克,每日3~4次,口服。可出现头痛、头晕、乏力、心动过缓等不良反应。Ⅱ度以上房室传导阻滞、窦房传导阻滞、哺乳期等禁用。

(16)苄普地尔。剂型:片剂有50毫克、100毫克二种,针剂有 2 毫升 100 毫克一种。每次 150～450 毫克,每日 1 次,口服;或每次每千克体重 2～4 毫克,25％葡萄糖注射液 20 毫升稀释,静脉推注,每日 1 次。可出现恶心、腹泻、眩晕、虚弱、紧张等不良反应。

9. 高血压病血管扩张剂用药方

血管扩张剂作用于血管平滑肌,引起血管扩张、末梢血管阻力下降,从而使血压降低。此类制剂由于通过压力感受器反射性兴奋交感神经,可引起较多不良反应,故一般不单独应用;只有在利尿剂、β受体阻滞剂无效时,才应用此类制剂,作为治疗高血压病的三线药物。

(1)肼屈嗪。适用于高血压病或舒张压高性高血压病,但要与利尿剂或 β 受体阻滞剂联合应用。剂型:片剂有 10 毫克一种,缓释片剂有 50 毫克一种。初始每次 10 毫克,每日 3～4 次,口服;2～4日后酌情逐渐增加剂量,维持量为每次 10～50 毫克,每日 3～4 次,口服。可出现耐药性、头痛、心悸、恶心等不良反应;长期大量应用,可出现类风湿关节炎、系统性红斑狼疮样反应等不良反应。冠心病、脑动脉硬化、心动过速等慎用。

(2)双肼屈嗪。适用于高血压病或舒张压高性高血压病,但要与利尿剂或 β 受体阻滞剂联合应用。剂型:片剂有 12.5 毫克、25毫克二种。初始每次 12.5～25 毫克,每日 2 次,口服;产生耐药性后,可逐渐增加剂量至每次 50 毫克,每日 3 次,口服。不良反应、禁忌证等与肼屈嗪相同。

(3)二氮嗪。适用于高血压病、高血压病并发高血压脑病、高血压病并发高血压危象,特别适用于耐药性高血压病、高血压病并发急性左心衰竭等。剂型:针剂 2 毫升 300 毫克一种,附专门溶剂20 毫升。将针剂溶于专门溶剂内,患者取卧位,每次 200～400 毫克,在 15～20 秒内快速静脉推注,必要时;高血压危象,每隔 0.5～3 小时重复静脉推注 1 次,每日总量不超过 1 200 毫克。可出现一过性脑缺血或心肌缺血、发热、头痛、恶心、失眠、便秘、腹部不适、听觉异常、静脉灼痛、水钠潴留等不良反应。

（4）地巴唑。剂型：片剂有 10 毫克一种,针剂有 1 毫升 10 毫克一种。每次 20 毫克,每日 3 次,口服;或每次 10～20 毫克,每日 1 次,皮下注射,必要时;或每次 10～20 毫克,25％葡萄糖注射液 20 毫升稀释,静脉推注,必要时。

（5）米诺地尔。适用于应用其他药物无效的顽固性高血压病。剂型：片剂有 2.5 毫克一种。初始每次 2.5 毫克,每日 2 次,口服;然后酌情逐渐增加剂量至每次 5～10 毫克,每日 2～3 次,口服。可出现心动过速、水钠潴留、多毛症等不良反应。嗜铬细胞瘤禁用。

（6）硝普钠。适用于高血压病并发高血压危象、心肌梗死或急性左心衰竭等。剂型：针剂有 2 毫升 50 毫克一种。每次 50 毫克,5％葡萄糖注射液 250～1 000 毫升稀释,以每分钟每千克体重 1～3 微克的速度静脉滴注,必要时;初始速度可略快,血压下降后再减慢。可出现恶心、呕吐、精神不安、肌肉痉挛、头痛、厌食、皮疹、出汗、发热等不良反应。哺乳期禁用。

10. 高血压病交感神经抑制剂用药方

交感神经抑制剂主要通过影响肾上腺素能神经递质的摄取、合成、贮存或释放等,导致囊泡内神经递质的排空和耗竭,使交感神经冲动传导受阻,从而使血下降低。

（1）利舍平。适用于轻度（一级）和中度（二级）高血压病,常与噻嗪类利尿剂联合应用。剂型：片剂有 0.25 毫克一种,针剂有 1 毫升 1 毫克一种。每次 0.25～0.5 毫克,每日 1 次,口服;或每次 0.5～1 毫克,肌内注射,必要时;或每次 0.5 毫克,25％葡萄糖注射液 20 毫升稀释,静脉推注,必要时。可出现鼻塞、嗜睡、腹泻等不良反应;长期应用,可出现抑郁症。胃、十二指肠溃疡或抑郁症等禁用。

（2）降压灵。为从国产植物萝芙木中提取的总生物碱,除含利舍平外,还含阻断 α 受体的生物碱,降压作用与利舍平相似,适用于轻度（一级）和中度（二级）高血压病。剂型：片剂有 2 毫克一种。

每次 8 毫克,每日 3 次,口服。不良反应比利舍平少。

(3)胍乙啶。降压作用较强而持久,适用于中度(二级)和重度(三级)舒张压高性高血压病。剂型:片剂有 10 毫克、25 毫克二种。初始每次 10～20 毫克,每日 1 次,口服;然后酌情逐渐增加剂量,维持量为每次 50～75 毫克,每日 1 次,口服;最大量为每次 400 毫克,每日 1 次,口服。可出现乏力、倦怠、呕吐、腹泻、心动过缓、呼吸困难、鼻塞、口干、阳痿、小便失禁、皮炎、直立位性低血压等不良反应。充血性心力衰竭、高血压危象、嗜铬细胞瘤等禁用。

(4)帕吉林。适用于重度(三级)高血压病,尤适用于其他降压药无效的重度(三级)高血压病。剂型:片剂有 10 毫克一种。初始每次 10 毫克,每日 1～2 次,口服;然后酌情逐渐增加剂量至每次 30～40 毫克,每日 1～2 次,口服;维持量为每次 10～20 毫克,每日 1 次,口服。服药期间,忌食含酪胺量高的食物,如扁豆、红葡萄酒、干酪等。不宜与麻黄碱、苯丙胺、丙咪嗪、乙醇、甲基多巴、利舍平、降压灵、胍乙啶等联合应用。甲状腺功能亢进、肝肾功能不全、嗜铬细胞瘤等禁用。

(5)吲达帕胺。为同时具有利尿作用和钙通道阻滞作用的制剂。剂型:片剂有 2.5 毫克一种。初始每次 2.5 毫克,每日 1 次,口服;然后酌情逐渐调整剂量,维持量为每次 2.5 毫克,隔日 1 次,口服。可出现眩晕、头痛、恶心、失眠、低血钾等不良反应。严重肝肾功能不全慎用。

(6)吡那地尔。为钾通道开放剂。剂型:缓释胶囊剂有 12.5 毫克、25 毫克二种。每次 12.5～25 毫克,每日 2 次,口服。可出现水肿、头痛、心悸、心动过速、乏力、直立性低血压、鼻塞等不良反应。

11. 高血压病复方制剂用药方

(1)海捷亚。为血管紧张素受体拮抗剂与利尿剂的合剂。剂型:片剂有含氯沙坦钾 50 毫克、氢氯噻嗪 12.5 毫克一种。初始每次 1 片,每日 1 次,口服;然后酌情逐渐增加剂量至每次 6 片,每日 1 次,口服。妊娠期、哺乳期、小儿等禁用。

（2）利降平。为不同利尿剂的合剂。剂型：片剂有含氨苯蝶啶50毫克、氢氯噻嗪25毫克一种。初始每次1片，每日2次，口服；然后酌情逐渐调整剂量，维持量为每次1片，每日1次，口服。

（3）武都力。为不同利尿剂的合剂。剂型：片剂有含阿米洛利5毫克、氢氯噻嗪50毫克一种。每次1片，每日1次，口服。

（4）福洛必。为不同利尿剂的合剂。剂型：片剂有含阿米洛利2.5毫克、呋塞米20毫克一种。初始每次1片，每日1次，早晨口服；然后酌情逐渐增加剂量至每次2片，每日1次，早晨口服。

（5）降压静。为交感神经抑制剂与不同利尿剂的合剂。剂型：片剂有含利舍平0.1毫克、双肼屈嗪10毫克、氢氯噻嗪12.5毫克一种。每次1～2片，每日2～3次，口服。

（6）复方利舍平。为交感神经抑制剂与不同利尿剂、氯化钾的合剂。剂型：片剂有含利舍平0.125毫克、双肼屈嗪12.5毫克、氢氯噻嗪12.5毫克、氯化钾100毫克一种。每次1～2片，每日1～2次，口服。

（7）复方降压片。为交感神经抑制剂与不同利尿剂、α受体阻滞剂、维生素 B_1、维生素 B_2、泛酸钙、氯化钾、三硅酸镁的合剂。剂型：片剂有含利舍平0.03125毫克、双肼屈嗪3.125毫克、氢氯噻嗪3.125毫克、异丙嗪2.083毫克、氯氮草2毫克、维生素 B_1 1毫克、维生素 B_2 1毫克、泛酸钙1毫克、氯化钾30毫克、三硅酸镁30毫克一种。每次1～2片，每日3次，口服。

（8）北京降压0号。为交感神经抑制剂与不同利尿剂的合剂。剂型：片剂有含利舍平0.1毫克、双肼屈嗪12.5毫克、氢氯噻嗪12.5毫克、氨苯蝶啶12.5毫克、氯氮草3毫克一种。每次1片，每日1次，口服。

二、高血压病不同人群西医用药

1. 轻度（一级）高血压病用药方

（1）利尿剂。噻嗪类利尿剂和保钾类利尿剂，特别适用于轻度

(一级)高血压病。噻嗪类利尿剂降压作用温和而确切,药效较长,如氢氯噻嗪、环戊噻嗪、苄氟噻嗪等。保钾类利尿剂降压作用虽较弱,但安全,如氨苯蝶啶、阿米洛利等。

(2)β受体阻滞剂。对β_1和β_2受体均有阻滞作用的制剂,是广泛应用的一线降压药,如普萘洛尔、纳多洛尔、索他洛尔等,适用于各型高血压病,更适用于轻度(一级)高血压病。

(3)血管紧张素受体拮抗剂。如氯沙坦、缬沙坦、依贝沙坦等,适用于轻度(一级)高血压病。

(4)钙通道阻滞剂。为短效利尿剂,是安全有效的一线降压药,如硝苯地平、地尔硫䓬、尼卡地平等,适用于轻度(一级)高血压病。

2. 中度(二级)高血压病用药方

(1)利尿剂。噻嗪类利尿剂为中效利尿剂,降压作用温和而确切,药效较长,如氢氯噻嗪、环戊噻嗪、苄氟噻嗪等,适用于中度(二级)高血压病。

(2)α_1受体阻滞剂。降压作用较强,如哌唑嗪、特拉唑嗪、多沙唑嗪等,适用于中度(二级)高血压病。

(3)α_2受体激动剂。常与利尿剂联合应用,如可乐定、莫索尼定、甲基多巴等,适用于中度(二级)高血压病。

(4)血管紧张素转化酶抑制剂。此类制剂中的中、长效制剂,是适应证最广的、安全有效的降压药,如卡托普利、依那普利、西拉普利等,适用于中度(二级)高血压病。

(5)钙通道阻滞剂。此类制剂中的中、长效制剂,是安全有效的降压药,如尼群地平、伊拉地平、氨氯地平等,适用于中度(二级)高血压病。

3. 重度(三级)高血压病用药方

(1)利尿剂。髓襻类利尿剂降压作用迅速,如呋塞米、吡咯他尼、托拉塞米等,适用于并发心力衰竭或肾功能不全的重度(三级)高血压病。

(2)α_1受体阻滞剂。此类制剂中的长效制剂,如多沙唑嗪、特拉唑嗪、乌拉地尔等,适用于重度(三级)高血压病。

(3)α₂受体激动剂。常与髓襻类利尿剂联合应用,如可乐定、甲基多巴、莫索尼定等,适用于重度(三级)高血压病。

(4)钙通道阻滞剂。此类制剂中的长效制剂,如尼索地平、非洛地平、氨氯地平等,适用于重度(三级)高血压病。

(5)血管扩张剂。常与利尿剂、β受体阻滞剂等联合应用,如肼屈嗪、地巴唑、米诺地尔等,适用于重度(三级)高血压病。

4. 老年人高血压病用药方

(1)老年人一般高血压病。主要应用钙通道阻滞剂、噻嗪类利尿剂、血管紧张素转化酶抑制剂等。用药剂量宜小,从成年人剂量的1/2开始,逐渐增加剂量至成年人剂量的2/3,有效后再调整到维持量。推荐以下二个治疗方案:①硝苯地平,每次5毫克,每日3次,口服(或控释片,每次15毫克,每日1次,口服);氢氯噻嗪,每次25毫克,每日2次,口服;吲哚洛尔,每次5毫克,每日3次口服。②卡托普利,每次6.25毫克,每日2～3次,饭前1小时口服;普萘洛尔,每次5毫克,每日3～4次,口服;可乐定,每次0.075毫克,每日2次,口服。以方案一较佳,也可二个方案联合应用。

(2)老年人收缩压高性高血压病。老年人收缩压高于160毫米汞柱(21.3千帕),为收缩压高性高血压病,可应用钙通道阻滞剂。一般应用单一药物降压,从小剂量开始,不要急剧降压,以免对心、脑、肾等带来不利影响。若老年人轻度(一级)收缩压高性高血压病,可应用地尔硫䓬,每次30毫克,每日3次,口服;或缓释片,每次30毫克,每日1次,口服。若老年人中度(二级)收缩压高性高血压病,可应用尼群地平,每次5毫克,每日3次,口服;若老年人重度(三级)收缩压高性高血压病,可应用硝苯地平,每次5毫克,每日3次,口服。

(3)老年人高血压病并发冠心病。可应用β受体阻滞剂,若病情较重,可与利尿剂、血管扩张剂联合应用。普萘洛尔,初始每次

5 毫克,每日 4 次,口服,然后酌情逐渐调整剂量;吲哚洛尔,初始每次 2 毫克,每日 3 次,然后酌情逐渐调整剂量;氯烯洛尔,初始每次 40 毫克,每日 2 次,口服,然后酌情逐渐调整剂量。

(4)老年人高血压病并发肾功能不全。可应用髓袢类利尿剂、α_2 受体激动剂。呋塞米,初始每次 20 毫克,每日 2 次,口服,然后酌情逐渐调整剂量;可乐定,初始每次 0.075 毫克,每日 3 次,口服,然后酌情逐渐调整剂量。

5. 小儿高血压病用药方

高血压病可始于小儿,有部分中老年人高血压病,是小儿高血压病的延续和发展。小儿高血压病约有 50% 有家族史,多数可无症状;约有 50% 小儿高血压病并发肥胖症,在降低体重后,约有 50% 血压可降至标准范围。小儿高血压病标准见表 1。小儿高血压病可应用噻嗪类利尿剂、β 受体阻滞剂,若并发肥胖症可应用钙通道阻滞剂。

(1)噻嗪类利尿剂。如氢氯噻嗪、环戊噻嗪、苄氟噻嗪等。

(2)β 受体阻滞剂。如普萘洛尔、吲哚洛尔、阿普洛尔等。

(3)钙通道阻滞剂。如硝苯地平、地尔硫草、尼卡地平等。

小儿高血压病用药,应在医生指导下应用,可参考表 2,按成年人用药量折算的各龄小儿用药量。

表 1　小儿高血压病标准

年龄	收缩压千帕(毫米汞柱)	舒张压千帕(毫米汞柱)
7 天	≥11.4(86)	—
8～30 天	≥13.8(104)	—
≤2 岁	≥15.0(112)	≥9.8(74)
3～5 岁	≥15.4(116)	≥10.0(76)
6～9 岁	≥16.3(122)	≥10.3(78)
10～12 岁	≥16.8(126)	≥10.9(82)
13～15 岁	≥18.2(136)	≥11.4(86)

表 2　按成年人用药量折算小儿用药量

年龄	成年人用药量的份数
新生~1 个月	1/18~1/14
1~6 个月	1/14~1/7
6 个月~1 岁	1/7~1/5
1~2 岁	1/5~1/4
2~4 岁	1/4~1/3
4~6 岁	1/3~2/5
6~9 岁	2/5~1/2
9~14 岁	1/2~2/3

6. 青年人高血压病用药方

青年人高血压病占高血压病发病率的 80％左右,部分老年人高血压病是青年人高血压病的延续和发展。青年人高血压病患者,因心率快、心排血量大,应用 β 受体阻滞剂,可使血压明显降低。

(1)普萘洛尔。初始每次 5 毫克,每日 4 次,口服;然后酌情逐渐增加剂量,直至达到预期降压效果。

(2)索他洛尔。初始每次 40 毫克,每日 2 次,口服;然后酌情逐渐增加剂量至每次 80~300 毫克,每日 2 次,口服。

(3)美托洛尔。初始每次 100 毫克,每日 1 次,口服;然后酌情逐渐增加剂量至每次 200 毫克,每日 2 次,口服;维持量为每次 100~200 毫克,每日 1 次,口服。

7. 妊娠期和哺乳期高血压病用药方

妊娠期和哺乳期高血压病用药,既要顾及妊娠期或哺乳期妇女,又要顾及胎儿或新生儿。大多数交感神经抑制剂应避免应用,如利舍平可引起新生儿抑郁症和增加新生儿呼吸道并发症,而胍乙啶和 α_2 受体激动剂可乐定均可引起妊娠期或哺乳期妇女直立性低血压。利尿剂可引起新生儿血小板降低,可引起妊娠期或哺乳期妇女发生水、电解质紊乱或胰腺炎。非选择性 β 受体阻滞剂普萘洛尔,可对哺乳期妇女子宫收缩有不利影响。因此,妊娠期和哺乳期高血压病,宜应用钙通道阻滞剂、选择性 $β_1$ 受体阻滞剂、血管扩张剂和 $α_2$ 受体激动剂等。

(1)钙通道阻滞剂。如硝苯地平、地尔硫䓬、氨氯地平等。

(2)选择性 $β_1$ 受体阻滞剂。如阿替洛尔、倍他洛尔、美托洛尔等。

(3)血管扩张剂。如肼屈嗪、双肼屈嗪、二氮嗪等。

(4)$α_2$ 受体激动剂。如甲基多巴等。

8. 舒张压高性和顽固性高血压病用药方

舒张压高性和顽固性高血压病,可应用血管扩张剂,如肼屈嗪、双肼屈嗪、米诺地尔等。

(1)舒张压高性高血压病。肼屈嗪,初始每次 10 毫克,每日 3～4 次,口服;2～4 日后酌情逐渐增加剂量,维持量为每次 10～50 毫克,每次 3～4 次,口服。双肼屈嗪,每次 12.5～25 毫克,每日 2 次,口服;产生耐受性后,可酌情逐渐增加剂量至每次 50 毫克,每日 3 次,口服。若与利尿剂或 β 受体阻滞剂联合应用,可增加疗效,并减少剂量和不良反应。

(2)顽固性高血压病。米诺地尔,初始每次 2.5 毫克,每日 2 次,口服;然后酌情逐渐增加剂量至每次 5～10 毫克,每日 2～3 次,口服。此制剂无耐药性,又不引起直立性低血压,但不良反应较多,若与 β 受体阻滞剂或髓襻类利尿剂联合应用,可增加疗效,并减少不良反应。

9. 高血压病急症用药方

高血压病急症按危险性分为两种情况。一是高血压病急症,是指血压明显、急剧升高,已引起明显的靶器官损害或在数小时内即将引起靶器官损害,需要在数分钟内通过静脉用药,将血压降至安全水平;二是高血压病急迫状态,是指危险性较高血压病急症低,需要在数小时内口服或静脉用药,将血压降至安全水平。

（1）高血压病急症。包括高血压病并发高血压脑病、高血压病并发恶性高血压、高血压病并发出血性脑卒中（脑出血）、高血压病并发急性左心衰竭、高血压病并发急性冠状动脉供血不足等，用药种类、适应证、禁忌证见表3、表4。

表3 高血压病急症用药种类（静脉用药）

高血压病急症种类	用药种类	避免应用的药物（原因）
高血压病并发高血压脑病	拉贝洛尔、尼卡地平、硝普钠	甲基多巴、利舍平（镇静作用） 二氮嗪（脑血流量下降）
高血压病并发恶性高血压	拉贝洛尔、依那普利、尼卡地平、硝普钠	
高血压病并发出血性脑卒中	拉贝洛尔	甲基多巴、利舍平（镇静作用） 肼屈嗪（增加脑血流量） 二氮嗪（减少脑血流量）
高血压病并发急性左心衰竭	依那普利、硝酸甘油、硝普钠、尼卡地平	拉贝洛尔、β受体阻滞剂（减少心排血量）
高血压病并发急性冠状动脉供血不足	硝酸甘油、硝普钠、拉贝洛尔、尼卡地平	肼屈嗪（增加心脏负担） 二氮嗪（增加心脏负担）

表4 高血压病急症用药适应证、禁忌证

降压药物	适应证	禁忌证（或慎用）
硝普钠	多数高血压病急症	高血压病并发颅内高压、氮质血症、心肌梗死、急性心力衰竭等
尼卡地平	多数高血压病急症	
硝酸甘油	高血压病并发急性冠状动脉供血不足	
肼屈嗪	高血压病并发癫痫	
依那普利	高血压病并发急性左心衰竭	高血压病并发心肌梗死
拉贝洛尔	多数高血压病急症	高血压病并发急性左心衰竭
可乐定	多数高血压病急症	高血压病并发心动过缓

(2)高血压病急迫状态。包括高血压病并发动脉硬化、高血压病并发缺血性脑卒中(脑血栓)、可乐定急性停药综合征等,用药种类见表5。

表5　高血压病急迫状态用药种类(口服用药)

药物名称	用药剂量	开始起作用时间	维持作用时间
硝苯地平	每次10毫克,舌下含服	5～15分钟	3～5小时
卡托普利	每次6.25～50毫克,舌下含服	15～30分钟	4～6小时
可乐定	初始每次0.2毫克,以后每次0.1毫克,口服	0.5～2小时	6～8小时

三、高血压病不同并发症西医用药

1. 高血压病并发高血压脑病用药方

高血压病并发高血压脑病是指血压急剧升高而引起的急性全面性脑功能障碍。可见于1%的高血压病,若伴肾功能损害更易发生。临床表现为严重头痛、呕吐、意识障碍,轻者仅有烦躁、意识模糊,重者可发生抽搐、昏迷。除进行脱水、镇静、吸氧外,采用以下迅速降压治疗是重要的。

(1)硝苯地平或卡托普利。硝苯地平每次10～20毫克,或卡托普利每次25毫克,舌下含服,立即;5～30分钟可见血压下降,作用维持时间为4～6小时,适用于轻度(一级)高血压病并发高血压脑病。

(2)硝普钠。每次50毫克,5%葡萄糖注射液500毫升稀释,静脉滴注,立即;初始每分钟10～25微克,然后酌情每隔5～15分钟加快滴速1次。降压效果迅速,但停药3～5分钟降压作用即消失,适用于中度(二级)、重度(三级)高血压病并发高血压脑病。

(3)硝酸甘油。每次5～10毫克,5%葡萄糖注射液500毫升稀释,静脉滴注,立即;初始每分钟5～10微克,然后逐渐加快滴速。降压效果迅速,但停药数分钟降压作用即消失,适用于中度(二级)、重度(三级)高血压病并发高血压脑病。

2. 高血压病并发急性左心衰竭用药方

急性左心衰竭与高血压病密切相关,随着血压的升高并发急性左心衰竭的发生率也明显增加。主要临床表现为阵发性夜间呼吸困难。若发展为急性肺水肿,可突然出现严重呼吸困难,可见端坐呼吸、频繁咳嗽、咳泡沫痰或大量粉红色泡沫痰、烦躁不安、面色㿠白、口唇青紫、大汗淋漓等。高血压病并发急性左心衰竭是内科急症之一,除进行吸氧、强心、镇静外,采用以下迅速降压、快速利尿治疗是重要的。

(1)迅速降压。可应用血管扩张剂,如硝普钠,每次 50 毫克,5%葡萄糖注射液 500 毫升稀释,静脉滴注,立即;初始每分钟 10～25 微克,然后酌情每隔 5～15 分钟加快滴速 1 次。要防止血压降得过低,一般可将舒张压控制在 110～100 毫米汞柱(14.6～13.3 千帕),若原有脑血管疾病或老年人更应注意。

(2)快速利尿。可应用髓襻类利尿剂,如呋塞米,每次 20～40 毫克,25%葡萄糖注射液 20 毫升稀释,静脉推注,立即。经大量快速利尿,以减少血容量、降低血压,从而达到缓解急性左心衰竭的目的。

3. 高血压病并发心脏病用药方

高血压病并发心脏病是指高血压病出现了左心室形态的改变(如肥厚、扩张),最后发展成心力衰竭的一种并发症。在心功能代偿期临床表现不明显,而随着心功能进入失代偿期,可出现心悸、气急、呼吸困难,以致不能平卧等左心衰竭临床表现,若进一步发展波及右心,则可出现肝大、下肢水肿、腹胀等右心衰竭临床表现。

(1)未出现心力衰竭。可应用既可降压、又可使肥厚的左心室消退的药物,如血管紧张素转化酶抑制剂地拉普利、β受体阻滞剂美托洛尔、钙通道阻滞剂硝苯地平等。

(2)已出现心力衰竭。可应用既可降压、又可治疗心力衰竭的药物,如髓襻类利尿剂呋塞米、血管扩张剂硝普钠、血管紧张素转化酶抑制剂依那普利等。

4. 高血压病并发冠心病用药方

高血压是冠心病的一个重要危险因素,高血压病并发冠心病的发生率比健康人高 2～4 倍。应用合适的降压药,治疗高血压病并发的不同类型冠心病是十分重要的。

(1)高血压病并发心绞痛型冠心病。最合适的降压药是 β 受体阻滞剂和(或)钙通道阻滞剂,因为这两类制剂既可降压,又可治疗心绞痛,还可与噻嗪类利尿剂联合应用。普萘洛尔,每次 10～20 毫克,每日 3～4 次,口服;硝苯地平,每次 5～10 毫克,每日 3 次,口服,紧急时可舌下含服。若未达到预期降压效果,上述两类制剂中的一类,与噻嗪类利尿剂联合应用。如氢氯噻嗪,每次 25～100 毫克,每日 2 次,口服;1 周后可逐渐减少剂量至每次 12.5～25 毫克,每日 2 次,口服。

(2)高血压病并发心肌梗死型冠心病。可应用 β 受体阻滞剂,以防第二次心肌梗死,还可与噻嗪类利尿剂联合应用。如吲哚洛尔,每次 15～60 毫克,每日 3 次,口服;或每次 0.2～1 毫克,25％葡萄糖注射液 20 毫升(或 5％葡萄糖注射液 500 毫升)稀释,静脉推注(或静脉滴注),立即。若未达到预期降压效果,可与噻嗪类利尿剂联合应用,如环戊噻嗪,每次 0.25 毫克,每日 2 次,口服;维持量,每次 0.25 毫克,每日 1 次,口服。

5. 高血压病并发心律失常用药方

高血压病并发心律失常的发生率明显高于健康人,若能及早降低血压,可明显减少心律失常的发生。根据高血压病并发心律失常的类型,应用不同的降压药。

(1)快速心律失常。可应用 β 受体阻滞剂纳多洛尔、钙通道阻滞剂硝苯地平、血管紧张素转化酶抑制剂卡托普利等。

（2）缓慢心律失常。可应用血管扩张剂肼屈嗪、噻嗪类利尿剂氢氯噻嗪、α_1 受体阻滞剂哌唑嗪等。

6. 高血压病并发心力衰竭用药方

高血压病并发心力衰竭有三种情况：一是急性左心衰竭，常由高血压病血压急剧升高所致；二是慢性充血性心力衰竭，通常是高血压病晚期（Ⅲ期）并发症；三是慢性左心衰竭，常由左心室舒张功能减退所致。主要临床表现为阵发性呼吸困难、气短等。

（1）急性左心衰竭。用药方见前文介绍。

（2）慢性充血性心力衰竭。可应用髓襻类利尿剂呋塞米、血管紧张素转化酶抑制剂地拉普利、血管扩张剂肼屈嗪等。

（3）慢性左心衰竭。若洋地黄类制剂无效，可应用改善左心室舒张功能的降压药，如钙通道阻滞剂硝苯地平、β 受体阻滞剂纳多洛尔、噻嗪类利尿剂氢氯噻嗪等。

7. 高血压病并发肾功能不全用药方

肾功能不全是高血压病晚期（Ⅲ期）并发症，临床表现为疲乏无力、食欲不振等，血非蛋白氮、肌酐等升高。

（1）应用合适降压药。应用对肾功能有利的降压药，如血管扩张剂肼屈嗪、钙通道阻滞剂硝苯地平、α_1 受体阻滞剂哌唑嗪、髓襻类利尿剂呋塞米等。

（2）血压宜控制在适当水平。血压不宜降得过低，以免加重肾功能损害。血压以控制在原来的 70%～80% 为宜，或舒张压逐渐降低至 90～100 毫米汞柱（12～13.3 千帕）为宜。

8. 高血压病并发高脂血症用药方

高脂血症与高血压病密切相关，高血压病并发高脂血症，应用对血脂代谢不产生影响的以下降压药。

（1）血管紧张素转化酶抑制剂。如卡托普利、依那普利、西拉普利等，不仅不影响血脂代谢，还有保护肾脏的作用。

（2）钙通道阻滞剂。如硝苯地平、地尔硫草、氨氯地平等，不仅不影响血脂代谢，还不降低重要器官的血液供应。

(3)α₁ 受体阻滞剂。如哌唑嗪、特拉唑嗪、多沙唑嗪等,不仅不影响血脂代谢,还有降低低密度脂蛋白的作用。

9. 高血压病并发肥胖症用药方

肥胖症与高血压病密切相关,高血压病并发肥胖症,血压能随体重下降而降低,但健康人减肥并无降压作用。所以,除去脂减肥外,还要应用对血脂没有影响(或有降血脂作用)的降压药,如血管紧张素转化酶抑制剂、钙通道阻滞剂、α₁ 受体阻滞剂等。

(1)硝苯地平。每次 5～20 毫克,每日 3 次,口服;或每次 30 毫克,每日 1 次,口服。

(2)尼群地平。每次 10 毫克,每日 3 次,口服。

(3)尼卡地平。每次 20 毫克,每日 3 次,口服。

(4)地尔硫䓬。每次 30～60 毫克,每日 3～4 次,口服。

10. 高血压病并发糖尿病用药方

糖尿病与高血压病密切相关,高血压病并发糖尿病,最好使血压降至 120/80 毫米汞柱(16.0/10.7 千帕)左右,并酌情应用合适的降压药。

(1)一般高血压病并发糖尿病。应用不影响血糖代谢的降压药,如血管紧张素转化酶抑制剂卡托普利、依那普利、西拉普利等,以及钙通道阻滞剂硝苯地平、地尔硫䓬、氨氯地平等。

(2)老年人收缩压高性高血压病并发糖尿病。60 岁以上的老年人,舒张压不高,而收缩压较高,可应用钙通道阻滞剂,如硝苯地平、地尔硫䓬、氨氯地平等。

(3)直立性低血压性高血压病并发糖尿病。可应用血管扩张剂,如双肼屈嗪,每次 10 毫克,每日 1 次,晚睡前口服。

11. 高血压病并发痛风用药方

高血压病并发痛风较为多见,应用血管紧张素转化酶抑制剂,可增加肾脏对尿酸盐的排泄,使血尿酸浓度下降,起到防治痛风和降压的双重作用。

(1)卡托普利。初始每次 12.5 毫克,每日 2～3 次,饭前 1 小

时口服;1～2周内酌情逐渐增加剂量至每次 50 毫克,每日 2～3
次,饭前 1 小时口服。

(2)依那普利。初始每次 5 毫克,每日 1 次,口服;然后酌情逐
渐增加剂量,最大量为每次 40 毫克,每日 1 次,口服。

(3)西拉普利。每次 1 毫克,每日 1 次,晚睡前口服。

(4)福辛普利。初始每次 10 毫克,每日 1 次,晚睡前口服;3～
4 周内酌情逐渐增加剂量,最大量为每次 40 毫克,每日 1 次,晚睡
前口服。

12. 高血压病并发抑郁症用药方

高血压病并发抑郁症,应避免应用交感神经抑制剂利舍平、胍
乙啶和 α_2 受体激动剂可乐定、甲基多巴等,也避免应用 β 受体阻
滞剂普萘洛尔、索他洛尔、吲哚洛尔等,以免诱发或加重抑郁症。
可应用钙通道阻滞剂、血管紧张素转化酶抑制剂、利尿剂、血管扩
张剂、α_1 受体阻滞剂等,下面主要介绍钙通道阻滞剂的用法。

(1)硝苯地平。片剂,每次 5～20 毫克,每日 3 次,口服;或控
释片每次 30 毫克,每日 1 次,口服。

(2)非洛地平。初始每次 5 毫克,每日 1 次,口服;然后酌情逐
渐增加剂量,维持量为每次 5～10 毫克,每日 1 次,口服;最大量为
每次 20 毫克,每日 1 次,口服。

(3)左氨氯地平。初始每次 2.5 毫克,每日 1 次,口服;然后酌
情逐渐增加剂量,最大量为每次 5 毫克,每日 1 次,口服。

(4)地尔硫草。每次 30～60 毫克,每日 3～4 次,口服。

13. 高血压病并发周围血管病用药方

周围血管病是指周围小动脉器质性闭塞病变或舒缩功能障碍
引起的雷诺现象等。高血压病是周围血管病的重要危险因素。应
避免应用非选择性 β 受体阻滞剂普萘洛尔等,这是由于具有扩张
血管功能的 β_2 受体被阻滞,可引起周围小动脉收缩而使血压升
高。可应用钙通道阻滞剂、α_1 受体阻滞剂、血管扩张剂、利尿剂、
血管紧张素转化酶抑制剂等。

(1)硝苯地平。控释片,初始每次 30 毫克,每日 1 次,口服,然后酌情逐渐增加剂量。

(2)特拉唑嗪。初始每次 1 毫克,每日 1 次,晚睡前口服;然后酌情逐渐增加剂量,维持量为每次 8～10 毫克,每日 1 次,晚睡前口服;最大量为每次 20 毫克,每日 1 次,晚睡前口服。

(3)肼屈嗪。初始每次 10 毫克,每日 3～4 片,口服;2～4 日后酌情逐渐增加剂量,维持量为每次 10～50 毫克,每日 3～4 次,口服。

(4)氢氯噻嗪。初始每次 50～75 毫克,每日 2 次,口服;1 周后逐渐减少剂量至每次 25～50 毫克,每日 1 次,口服。

(5)依那普利。初始每次 5 毫克,每日 1 次,口服;然后酌情逐渐增加剂量,最大量为每次 40 毫克,每日 1 次,口服。

14. 高血压病并发偏头痛用药方

高血压病并发偏头痛,可应用 β 受体阻滞剂、钙通道阻滞制等。

(1)美托洛尔。初始每次 100 毫克,每日 1 次,口服;然后酌情逐渐增加剂量,最大量为每次 200 毫克,每日 2 次,口服。

(2)非洛地平。初始每次 5 毫克,每日 1 次,口服;然后酌情逐渐增加剂量,维持量为每次 5～10 毫克,每日 1 次,口服;最大量为每次 20 毫克,每日 1 次,口服。

15. 高血压病并发前列腺肥大用药方

高血压病并发前列腺肥大,可应用 α_1 受体阻滞剂。

(1)哌唑嗪。初始每次 0.5～1 毫克,每日 3 次,口服,首剂晚睡前服用;或从每次 0.5 毫克开始,酌情逐渐增加剂量至每次 2～5 毫克,每日 3 次,口服。

(2)特拉唑嗪。初始每次 1 毫克,每日 1 次,晚睡前口服;然后酌情逐渐增加剂量,维持量为每次 8～10 毫克,每日 1 次,晚睡前口服;最大量为每次 20 毫克,每日 1 次,晚睡前口服。

(3)多沙唑嗪。初始每次 0.5 毫克,每日 1 次,口服;1～2 周内酌情逐渐增加剂量至每次 2 毫克,每日 1 次,口服;然后酌情逐渐增加剂量至每次 4~8 毫克,每日 1 次,口服。

16. 高血压病并发阳痿用药方

高血压病并发阳痿,应少用或不用对性功能有影响的降压药,如 β 受体阻滞剂、利尿剂等应慎用;对易引起性欲减退、阳痿的交感神经抑制剂利舍平、胍乙啶和 α_2 受体激动剂可乐定、甲基多巴等应禁用。可应用对性功能没有影响的降压药,如血管扩张剂、血管紧张素转化酶抑制剂、钙通道阻滞剂、α_1 受体阻滞剂等。

(1)米诺地尔。初始每次 2.5 毫克,每日 2 次,口服;然后酌情逐渐增剂量至每次 5~10 毫克,每日 2~3 次,口服。

(2)地拉普利。初始每次 3.75~30 毫克,每日 2 次,口服;然后酌情逐渐增加剂量,最大量为每次 60 毫克,每日 2 次,口服。

(3)氨氯地平。初始每次 5 毫克,每日 1 次,口服;然后酌情逐渐增加剂量,最大量为每次 10 毫克,每日 1 次,口服。

(4)多沙唑嗪。初始每次 0.5~1 毫克,每日 1 次,口服;1~2 周内酌情逐渐增加剂量至每次 2 毫克,每日 1 次,口服;然后酌情逐渐增加剂量至每次 4~8 毫克,每日 1 次,口服。

17. 高血压病并发支气管哮喘用药方

高血压病并发支气管哮喘,当应用治疗支气管哮喘的药物时,应考虑对高血压病的影响。如拟交感类药物麻黄碱或异丙肾上腺素,对支气管哮喘固然有效,但禁用于高血压病;如皮质激素类药物对顽固性支气管哮喘有效,但长期应用,可引起血压升高。当应用治疗高血压病的药物时,也要考虑对支气管哮喘的影响。如 β 受体阻滞剂,可诱发难以预料的严重支气管痉挛,尤其是非选择性 β 受体阻滞剂普萘洛尔等。高血压病并发支气管哮喘,可应用钙通道阻滞剂、血管紧张素转化酶抑制剂和利尿剂,其中钙通道阻滞剂对支气管哮喘既有良好的治疗作用,还可防止运动后支气管哮喘发作,故最适用于高血压病并发支气管哮喘。

(1)尼群地平。每次 10 毫克,每日 3 次,口服。

(2)卡托普利。每次 12.5 毫克,每日 2～3 次,饭前 1 小时口服;1～2 周内酌情逐渐增加剂量至每次 50 毫克,每日 2～3 次,饭前 1 小时口服。

(3)苄氟噻嗪。初始每次 0.625～5 毫克,每日 2 次,口服,然后酌情逐渐调整剂量。

第三章　高血压病中医用药

一、高血压病辨证施治方

1. 肝气郁结型高血压病辨证施治方

肝气郁结型高血压病,主症可见眩晕、头痛、头昏、精神不振、抑郁不乐、多疑善虑、梦多易惊、疲乏无力、胸部堵闷、叹气(以长出一口气为畅快)、胁肋胀痛、食欲缺乏,月经后期、经来两乳及腹部发胀作痛,舌质黯或有瘀斑,脉沉弦或弦涩。多见于早期(Ⅰ期)、中期(Ⅱ期)高血压病和部分临界高血压,且常因情绪波动而出现血压极不稳定的变化。宜采用疏肝理气、活血通脉、降压等治则。以下辨证施治方,供酌情选用。

(1)柴胡、香附、郁金、茯苓、钩藤、夏枯草各 15 克,牡丹皮、菊花、白芍、当归各 12 克,薄荷 9 克,生姜、甘草各 6 克。每日 1 剂,水煎取汁,分 2 次服用。

(2)香附 18 克,柴胡、赤芍、枳壳、艾叶、牡丹皮各 12 克,陈皮、川芎各 10 克,当归、路路通各 9 克,生甘草 6 克。每日 1 剂,水煎取汁,分 2 次服用。

(3)茯苓、焦山楂、麦芽各 15 克,柴胡、当归、白芍、白术各 12 克,薄荷、决明子各 6 克,鲜甘草 3 克。每日 1 剂,水煎取汁,分 2 次服用。

(4)柴胡、香附各 15 克,杏仁、血蒺藜、玄参、丹参、车前子各 12 克,槟榔、木香、甘草各 6 克。每日 1 剂,水煎取汁,分 2 次服用。

2. 气滞血瘀型高血压病辨证施治方

气滞血瘀型高血压病,主症可见眩晕、头痛,四肢、面部发胀或水肿或有麻木感,四肢末端、面部、口唇等紫暗,胸部刺痛,舌质黯有瘀斑瘀点、舌下静脉粗大青紫,脉涩或沉弦。多见于顽固性中期(Ⅱ期)或晚期(Ⅲ期)高血压病,以舒张压较高、降压效果较差为特点。宜采用活血化瘀、行气通脉等治则。以下辨证施治方,供酌情选用。

(1)紫草 24 克,桃仁、半夏各 18 克,赤芍、当归、地龙、路路通各 15 克,红花、川芎、橘红各 10 克。每日 1 剂,水煎取汁,分 2 次服用。

(2)丹参 30 克,紫草 24 克,薤白 20 克,桃仁、郁金各 18 克,地龙、路路通、牡丹皮各 12 克,防风、陈皮、川芎各 10 克。每日 1 剂,水煎取汁,分 2 次服用。

(3)丹参、益母草各 30 克,赤芍、地龙、红花各 15 克,夏枯草、决明子、钩藤、牛膝各 10 克,红花 6 克。每日 1 剂,水煎取汁,分 2 次服用。

(4)山楂、当归各 20 克,桃仁、红花、决明子、钩藤各 12 克,陈皮、川芎各 10 克。每日 1 剂,水煎取汁,分 2 次服用。

3. 肝气上逆型高血压病辨证施治方

肝气上逆型高血压病,主症可见眩晕欲扑、头痛头胀、烦躁易怒、心急不安、胁肋胀痛,耳鸣如潮、耳内堵塞发胀,恶心胃胀、不能进食,外界环境剧烈刺激或盛怒之后昏倒、不省人事,舌质正常或舌边尖红、舌苔薄黄,脉浮弦滑或浮弦再大。以收缩压与舒张压均高为特点。宜采用平肝降逆、柔肝镇潜等治则。以下辨证施治方,供酌情选用。

(1)生白芍 30 克,丹参 25 克,灵磁石、代赭石各 15 克,枳壳 12 克,乌药、槟榔、牛膝、广木香、生甘草各 10 克。每日 1 剂,水煎取汁,分 2 次服用。

(2)代赭石、旋覆花(布包)各 20 克,夏枯草、益母草、白芍各 15 克,牛膝 10 克,沉香、生甘草各 3 克。每日 1 剂,水煎取汁,分 2 次服用。

(3)代赭石 30 克,白芍、钩藤各 20 克,白蒺藜、牛膝各 12 克,生甘草 6 克。每日 1 剂,水煎取汁,分 2 次服用。

(4)灵磁石、旋覆花(布包)各 20 克,白芍、丹参各 15 克,钩藤、决明子各 12 克,生甘草 6 克。每日 1 剂,水煎取汁,分 2 次服用。

4. 肝火上炎型高血压病辨证施治方

肝火上炎型高血压病,主症可见眩晕、耳鸣、头痛、头胀、头部发热、头部两侧太阳穴处血管跳动、面红目赤、口苦口干、小便赤黄、大便干燥,舌质红、舌苔黄,脉数有力。宜采用清泻肝火、柔肝镇潜等治则。以下辨证施治方,供酌情选用。

(1)白芍 30 克,夏枯草、钩藤、牡丹皮、栀子、野菊花、黄芩、柴胡各 15 克,炒酸枣仁、莲子、葛根各 10 克,薄荷 9 克。每日 1 剂,水煎取汁,分 2 次服用。

(2)茯苓、赤芍、丹参、牡丹皮、紫草各 15 克,柴胡、当归各 12 克,白芍、焦栀子、龙胆草、薄荷各 10 克,生甘草 3 克。每日 1 剂,水煎取汁,分 2 次服用。

(3)石决明 24 克,生地黄、白芍、车前草、牡丹皮、泽泻各 15 克,柴胡、龙胆草、炒栀子、炒黄芩各 10 克,生甘草 3 克。每日 1 剂,水煎取汁,分 2 次服用。

(4)白芍 30 克,决明子、钩藤各 20 克,柴胡、夏枯草、菊花各 15 克,甘草 6 克。每日 1 剂,水煎取汁,分 2 次服用。

5. 肝阳上亢型高血压病辨证施治方

肝阳上亢型高血压病,主症可见头痛头昏、面红目赤、口苦咽干、烦躁不眠、耳鸣耳聋,舌质红、舌苔黄,脉弦数有力。上述症状恼怒时加重、愉悦时减轻。多见于早期(Ⅰ期)、中期(Ⅱ期)高血压病。宜采用平肝潜阳等治则。以下辨证施治方,供酌情选用。

(1)生石决明、桑寄生、夜交藤、益母草各 20 克,白薇 15 克,牛膝、朱茯苓、赤芍、炒黄芩各 10 克。每日 1 剂,水煎取汁,分 2 次服用。

(2)天麻 30 克,炒决明子、野菊花、槐花、川芎、茯苓各 10 克,生甘草 6 克。每日 1 剂,水煎取汁,分 2 次服用。

（3）昆布 30 克，决明子、山楂各 20 克，野菊花、桑叶各 10 克，甘草 6 克。每日 1 剂，水煎取汁，分 2 次服用。

（4）山楂、枸杞子各 15 克，绿茶、菊花、槐花各 3 克。各味入杯，冲入沸水，加盖泡 15 分钟即可。每日 1 剂，代茶饮用，冲淡为止。

6. 肝风上扰型高血压病辨证施治方

肝风上扰型高血压病，主症可见眩晕欲扑、头重脚轻、走路不稳，头痛、颈部强紧不舒，手、足、口唇、面部等有蚁行感，头面部肌肉抽搐或跳动，舌颤、舌麻、舌体歪邪、舌质红、舌苔黄或少苔，脉细弦数或浮大弦数。此证型有实风、虚风之分，前者由肝火上炎太过所致，可引起出血性脑卒中（脑出血）；后者由阴虚阳亢无制所致，可引起缺血性脑卒中（脑血栓），常致半身不遂、语言困难等后遗症，且不易恢复。若实风，宜采用平肝凉血、潜阳息风等治则；若虚风，宜采用育阴柔肝、潜阳息风等治则。以下辨证施治方，供酌情选用。

（1）白薇、钩藤、石决明各 20 克，生地黄、生白芍、茯苓、白僵蚕、蜈蚣各 15 克，菊花、竹茹、桑叶、川贝、地龙、紫草各 10 克，生甘草 6 克。每日 1 剂，水煎取汁，分 2 次服用。具有平肝凉血、潜阳息风等作用，适用于肝风上扰型（实风证型）高血压病。

（2）生地黄、生白芍、麦门冬各 18 克，炒酸枣仁、生龟甲、生鳖甲、地龙各 15 克，牡丹皮、紫草、赤芍各 10 克，五味子、生甘草各 6 克。每日 1 剂，水煎取汁，分 2 次服用。具有育阴柔肝、潜阳息风等作用，适用于肝风上扰型（虚风证型）高血压病。

（3）代赭石、牛膝、紫草、白薇各 20 克，生龙骨、生牡蛎、生龟甲、生白芍、玄参、麦门冬、牡丹皮、地龙各 15 克，赤芍、青皮各 10 克，生甘草 6 克。每日 1 剂，水煎取汁，分 2 次服用。具有平肝凉血、育阴柔肝、潜阳息风等作用，适用于肝风上扰型（实风证型、虚风证型不清）高血压病。

（4）钩藤、络石藤、石决明各 12 克，阿胶（烊化）、白芍、生地黄、生牡蛎、茯苓各 10 克，炙甘草 6 克。每日 1 剂，水煎取汁，分 2 次服用。具有滋阴柔肝息风等作用,适用于肝风上扰型(虚风证型)高血压病。

7. 心肝受扰型高血压病辨证施治方

心肝受扰型高血压病,主症可见心烦急躁、坐卧不安、心悸失眠、多梦易醒、眩晕、头痛、头胀,舌苔正常,脉弦滑或弦而略数。病情轻重,往往与精神状态、情绪好坏等密切相关,故血压波动非常明显。多见于临界高血压、早期(Ⅰ期)高血压病。宜采用宁心宁神、养肝补心等治则。以下辨证施治方,供酌情选用。

(1)茯苓、竹茹、滑石(布包)各 20 克,牡丹皮、清半夏、陈皮各 12 克,青蒿 10 克,炒黄芩、生甘草各 6 克。每日 1 剂,水煎取汁,分 2 次服用。

(2)百合 30 克,茯苓、滑石(布包)各 20 克,炒酸枣仁、生地黄、代赭石各 15 克,知母 12 克,川芎、生甘草各 6 克。每日 1 剂,水煎取汁,分 2 次服用。

(3)茯神、六一散(布包)各 15 克,枸杞子、柏子仁、酸枣仁、青黛各 12 克,阿胶(烊化)10 克。每日 1 剂,水煎取汁,分 2 次服用。

(4)桂圆 30 克,山楂片 15 克,菊花 10 克,莲子心 0.5 克。各味入杯,冲入沸水,加盖泡 15 分钟即可。每日 1 剂,代茶饮用,冲淡为止。

8. 心火亢盛型高血压病辨证施治方

心火亢盛型高血压病,主症可见心急不安、烦躁易怒、失眠多梦、头部发热、头部两侧太阳穴处血管跳痛、面红目赤、口苦口干、小便黄赤、大便干燥,舌质红、舌苔黄,脉数有力。宜采用清泻心火、安神降压等治则。以下辨证施治方,供酌情选用。

(1)白薇、紫草、丹参各 20 克,龟甲、白僵蚕、地龙各 12 克,赤芍、牡丹皮、黄连各 10 克,生甘草 6 克。每日 1 剂,水煎取汁,分 2 次服用。

(2)紫草、丹参各 30 克,赤芍、白芍、牡丹皮各 15 克,黄芩、黄檗各 10 克,甘草 6 克。每日 1 剂,水煎取汁,分 2 次服用。

（3）白薇、丹参各 30 克,牡丹皮、炒栀子各 15 克,柏子仁、马尾连各 10 克。每日 1 剂,水煎取汁,分 2 次服用。

（4）酸枣仁 10 克,菊花、槐花、绿茶各 5 克,莲子心 0.5 克。各味入杯,冲入沸水,加盖泡 15 分钟即可。每日 1 剂,代茶饮用,冲淡为止。

9. 心肾不交型高血压病辨证施治方

心肾不交型高血压病,主症可见眩晕、耳鸣、心悸、失眠、腰酸、梦遗、健忘、五心烦热、盗汗,舌质红、舌苔少,脉细数。多见于中青年人早期（Ⅰ期）、中期（Ⅱ期）高血压病。宜采用滋阴清热、养心安神、凉血调血等治则。以下辨证施治方,供酌情选用。

（1）丹参 24 克,麦门冬 18 克,炒酸枣仁、生地黄、沙参各 15 克,当归、远志、茯苓、五味子各 10 克,朱砂 2 克。每日 1 剂,水煎取汁,分 2 次服用。

（2）生地黄、丹参各 30 克,泽泻、茯苓、知母各 20 克,生山药、牡丹皮、吴茱萸各 15 克,黄檗、黄连各 6 克,甘草 5 克。每日 1 剂,水煎取汁,分 2 次服用。

（3）生牡蛎、生龙骨各 30 克,芡实、莲子各 25 克,知母、天门冬、枸杞子各 18 克,五味子、生地黄各 10 克。每日 1 剂,水煎取汁,分 2 次服用。

（4）生地黄、麦门冬各 30 克,酸枣仁、茯苓各 15 克,黄连 6 克,莲子心 0.5 克。每日 1 剂,水煎取汁,分 2 次服用。

10. 肾阴亏损型高血压病辨证施治方

肾阴亏损型高血压病,主症可见头痛、眩晕、耳鸣、头面烘热、五心烦热、心悸失眠、盗汗、腰膝酸软、梦遗、月经先期量多,舌质红少津、舌苔黄或苔少,脉细数。宜采用滋补肾阴、清热潜阳等治则。以下辨证施治方,供酌情选用。

（1）丹参、白蒺藜各 30 克,石决明、生牡蛎各 20 克,菊花、生地黄、茯苓各 18 克,枸杞子、知母、柏子仁、钩藤各 15 克,牡丹皮、五味子各 10 克。每日 1 剂,水煎取汁,分 2 次服用。

（2）桑寄生 30 克，白薇 20 克，菊花、生地黄、泽泻各 18 克，山药、麦门冬各 15 克，吴茱萸 12 克。每日 1 剂，水煎取汁，分 2 次服用。

（3）玉米穗 60 克，麦门冬、玉竹、何首乌各 15 克，钩藤 12 克，野菊花 10 克。每日 1 剂，水煎取汁，分 2 次服用。

（4）生龙骨、生牡蛎各 20 克，生地黄、天门冬、枸杞子各 15 克，泽泻、昆布各 12 克。每日 1 剂，水煎取汁，分 2 次服用。

11. 肝肾阴虚型高血压病辨证施治方

肝肾阴虚型高血压病，主症可见头晕头痛、双目干涩、视物昏花、耳鸣耳聋、失眠多梦、腰膝酸软、神疲健忘、五心烦热，舌质红、舌苔少，脉细数或弦数。多见于中期（Ⅱ期）、晚期（Ⅲ期）高血压病。宜采用滋补肝肾或滋肾养肝等治则。以下辨证施治方，供酌情选用。

（1）灵磁石、豨莶草各 30 克，女贞子、墨旱莲、生地黄各 20 克，牛膝、菟丝子各 15 克，桑寄生、杜仲各 10 克。每日 1 剂，水煎取汁，分 2 次服用。

（2）生龙骨、生牡蛎各 30 克，生鳖甲、生地黄、麦门冬各 20 克，白薇、牡丹皮、赤芍各 15 克，阿胶（烊化）10 克，生甘草 6 克。每日 1 剂，水煎取汁，分 2 次服用。

（3）生牡蛎、磁石各 30 克，生龟甲、女贞子、生地黄、天门冬各 20 克，生甘草 10 克。每日 1 剂，水煎取汁，分 2 次服用。

（4）女贞子、墨旱莲、生地黄、枸杞子各 20 克，夏枯草 15 克，生甘草 6 克。每日 1 剂，水煎取汁，分 2 次服用。

12. 阴虚阳亢型高血压病辨证施治方

阴虚阳亢型高血压病，主症可见头昏胀痛、面部潮红、烦躁易怒、五心烦热、口干目涩、耳目不聪、神疲健忘、失眠多梦、腰膝酸软，舌质红、舌苔黄，脉弦细数。多见于中期（Ⅱ期）、晚期（Ⅲ期）高血压病。宜采用育阴潜阳等治则。以下辨证施治方，供酌情选用。

（1）生代赭石、牛膝各 30 克，紫草、丹参各 20 克，生牡蛎、生龟甲、生白芍、牡丹皮各 15 克，川楝子、茵陈各 10 克，生甘草 6 克。每日 1 剂，水煎取汁，分 2 次服用。

（2）生龙骨、生鳖甲各 30 克，生地黄、白薇各 20 克，麦门冬、牡丹皮各 15 克，阿胶（烊化）、大枣各 10 克。每日 1 剂，水煎取汁，分 2 次服用。

（3）生牡蛎、生龟甲各 30 克，紫草、玄参、天门冬各 20 克，生麦芽、川芎各 15 克，甘草 6 克。每日 1 剂，水煎取汁，分 2 次服用。

（4）何首乌、夏枯草各 30 克，桑葚、决明子、枸杞子各 15 克，女贞子 12 克，甘草 6 克。每日 1 剂，水煎取汁，分 2 次服用。

13. 气虚湿阻型高血压病辨证施治方

气虚湿阻型高血压病，主症可见头目昏晕、胸腔痞闷、纳呆恶心、呕吐痰涎、身重困倦、肢体麻木、神倦乏力，舌体胖有齿痕、舌苔白腻、脉濡或滑。多见于顽固性中期（Ⅱ期）或晚期（Ⅲ期）高血压病并发肥胖症，以舒张压较高、降压效果较差为特点。宜采用健脾利湿、祛痰、行气通络等治则。以下辨证施治方，供酌情选用。

（1）法半夏、陈皮、茯苓各 20 克，泽泻、郁金、荷叶各 18 克，桃仁、路路通各 15 克，苍术、石菖蒲、地龙各 12 克，白芥子、防风各 6 克。每日 1 剂，水煎取汁，分 2 次服用。

（2）党参、白术、泽泻、茯苓各 20 克，桃仁、红花、枳壳各 15 克，陈皮、清半夏、地龙、黄芩各 12 克，白芥子 6 克。每日 1 剂，水煎取汁，分 2 次服用。

（3）黄芪、白术、薏苡仁各 30 克，苍术、白术、黄檗、车前草各 20 克，决明子 15 克，甘草 6 克。每日 1 剂，水煎取汁，分 2 次服用。

（4）党参、苍术、茯苓各 20 克，红花、石菖蒲、地龙各 15 克，远志、半夏、陈皮各 10 克。每日 1 剂，水煎取汁，分 2 次服用。

14. 气血两虚型高血压病辨证施治方

气血两虚型高血压病，主症可见眩晕、心悸、少眠、气短懒言、疲乏无力、饮食减少、面色萎黄无神、发色不泽、唇甲无华、舌质淡、脉细弱。不耐劳累,上述症状稍劳累则加重、休息后则减轻,也可因劳累突然昏倒,并出现半身不遂、语言困难等。多见于舒张压高性和中期(Ⅱ期)、晚期(Ⅲ期)高血压病,特别多见于脑力劳动和体质虚弱人群。宜采用补气血、补心脾等治则。以下辨证施治方,供酌情选用。

(1)黄芪30克,茯苓、桂圆各15克,当归、焦白术各12克,酸枣仁、莲子肉各10克,大枣10枚,广木香、炙甘草各6克。每日1剂,水煎取汁,分2次服用。

(2)党参、夜交藤各30克,太子参、丹参各20克,熟地黄、当归、柏子仁各12克,川芎10克,炙甘草6克。每日1剂,水煎取汁,分2次服用。

(3)生黄芪、党参各20克,焦白术、当归各15克,桂圆、莲子各12克,升麻、炙甘草各6克。每日1剂,水煎取汁,分2次服用。

(4)西洋参、当归各20克,桃仁、防风各12克,赤芍、地龙各10克,大枣6枚,炙甘草3克。每日1剂,水煎取汁,分2次服用。

15. 阴阳两虚型高血压病辨证施治方

阴阳两虚型高血压病,主症可见头昏眼花、耳鸣健忘、腰膝酸软,面色少华、间有烘热、神疲乏力、夜间多尿、肢寒足冷、心悸气急,舌质淡,脉沉细无力。不耐劳累,上述症状稍劳累则加重,并以头重脚轻、走路不稳、既不耐热也不耐冷为特点。多见于晚期(Ⅲ期)高血压病,因临床症状较重而较复杂,故治疗收效缓慢。宜采用滋阴益阳等治则。以下辨证施治方,供酌情选用。

(1)生地黄、麦门冬、茯苓各18克,肉苁蓉、石斛各15克,吴茱萸12克,五味子、远志、制附子、巴戟天各10克,大枣10枚,炙甘草6克。每日1剂,水煎取汁,分2次服用。

(2)熟地黄、天门冬、泽泻各20克,肉苁蓉、锁阳各15克,山药、石菖蒲、制附子、肉桂各10克,干姜、炙甘草各6克。每日1剂,水煎取汁,分2次服用。

(3)制附子、淫羊藿、仙茅各 12 克,熟地黄、女贞子、天门冬各 10 克,杜仲、炙甘草各 6 克。每日 1 剂,水煎取汁,分 2 次服用。

(4)生地黄、麦门冬、枸杞子各 30 克,菟丝子、仙茅、锁阳、杜仲各 15 克,炙甘草 6 克。每日 1 剂,水煎取汁,分 2 次服用。

16. 脾肾阳虚型高血压病辨证施治方

脾肾阳虚型高血压病,主症可见头顶冷痛、面色㿠白、头目眩晕、畏寒肢冷、精神萎靡、腰酸膝软、食欲不振、大便溏泄、夜尿频数或小便不利、舌质淡胖、舌苔白滑、脉沉细无力。多见于中期(Ⅱ期)、晚期(Ⅲ期)高血压病。宜采用温肾壮阳、益气健脾、利水等治则。以下辨证施治方,供酌情选用。

(1)黄芪、茯苓、防风、薏苡仁各 30 克,制附子、白术、党参各 15 克,白芍、生姜各 10 克,肉桂、炙甘草各 6 克。每日 1 剂,水煎取汁,分 2 次服用。

(2)党参、白术、泽泻各 20 克,炙附子、熟地黄、山药、炒杜仲、补骨脂各 15 克,吴茱萸、牡丹皮各 12 克,肉桂、干姜各 6 克。每日 1 剂,水煎取汁,分 2 次服用。

(3)黄芪 30 克,茯苓、牛膝、荷叶各 20 克,防己、白术、莱菔子各 12 克,制附子、桂枝、干姜各 10 克。每日 1 剂,水煎取汁,分 2 次服用。

(4)党参、白术、山药各 30 克,玉米须 20 克,炙附子、肉桂、炙甘草各 10 克。每日 1 剂,水煎取汁,分 2 次服用。

二、高血压病秘验方

1. 高血压病复秘验方

以下高血压病复(4 味药或以上)秘验方,供酌情选用。

(1)钩藤 30 克,牛膝、丹参、泽泻各 20 克,桑寄生 15 克,益母草、地龙、生地黄、枸杞、山药各 10 克,川贝 6 克,制附子、茶叶各 3 克。每日 1 剂,水煎取汁,分 2 次服用,连用 20 日为 1 个疗程。具有活血化瘀、镇潜降压、通脉等作用,适用于气滞血瘀型高血压病。

（2）玄参 31 克，生地黄 21 克，山药、丹参、夏枯草各 15 克，钩藤、白芍、菊花、麦门冬、木香、茯苓、泽泻各 9 克。每日 1 剂，水煎取汁，分 2 次服用，连用 15 日为 1 个疗程。具有滋补肾阴、清热潜阳等作用，适用于肾阴亏损型高血压病。

（3）钩藤、牡蛎（先煎）各 30 克，茯苓、山药、熟地黄各 20 克，枸杞子 15 克，白芍 12 克，黄芪、党参、山茱萸、菊花各 10 克。每日 1 剂，水煎取汁，分 2～3 次服用，连用 15 日为 1 个疗程。具有补气血、益心脾等作用，适用于气血两虚型高血压病。

（4）石决明（先煎）、龙骨（先煎）、牡蛎（先煎）各 30 克，夜交藤 20 克，天麻、钩藤、牛膝、杜仲、桑寄生、茯神各 15 克，黄芩、栀子各 10 克。每日 1 剂，水煎取汁，分 2 次服用，连用 15 日为 1 个疗程。具有滋阴潜阳等作用，适用于阴虚阳亢型高血压病。

（5）熟地黄、生石决明（先煎）各 30 克，山药、茯苓、龟甲（先煎）、鳖甲（先煎）各 20 克，泽泻、枸杞子各 15 克，山茱萸、牡丹皮、菊花各 10 克。每日 1 剂，水煎取汁，分 2～3 次服用，连用 20 日为 1 个疗程。具有滋补肝肾等作用，适用于肝肾阴虚型高血压病。

（6）珍珠母 30 克，女贞子、墨旱莲各 20 克，桑葚、白芍、丹参各 15 克，牛膝、杜仲、钩藤、茺蔚子各 12 克，地龙 10 克。每日 1 剂，水煎取汁，分 2～3 次服用，连用 15 日为 1 个疗程。具有调节阴阳、镇潜降压等作用，适用于阴阳两虚型高血压病。

（7）丹参、益母草、桑寄生、夏枯草、珍珠母（先煎）各 30 克，川芎、牛膝、泽泻、菊花、草决明各 15 克，蝉蜕 12 克，木香 10 克。每日 1 剂，水煎取汁，分 2 次服用，连用 15 日为 1 个疗程。具有活血通脉、除湿降压等作用，适用于气滞血瘀型高血压病。

（8）丹参、何首乌各 15 克，钩藤、石决明各 12 克，玄参、桑寄生、牛膝、枸杞、杜仲、车前子各 10 克。每日 1 剂，水煎取汁，分 2 次服用，连用 15 日为 1 个疗程。具有育阴潜阳等作用，适用于阴虚阳亢型高血压病。

(9)生地黄、夏枯草各15克,当归12克,龙胆草、栀子、黄芩、柴胡、白芍各10克。每日1剂,水煎取汁,分2次服用,连用15日为1个疗程。具有清肝泻火、柔肝镇潜等作用,适用于肝火上炎型高血压病。

(10)钩藤、生石决明(先煎)各30克,生地黄、天麻各15克,白芍12克,菊花、黄芩、栀子、僵蚕各10克,羚羊角末(冲服)0.6克。每日1剂,水煎取汁,分2次服用,连用15日为1个疗程。具有清热凉肝、息风潜阳等作用,适用于肝风上扰型(实风证型)高血压病。

(11)龙骨(先煎)、牡蛎(先煎)各30克,淫羊藿、巴戟天、菟丝子、茯苓各15克,党参12克,白术10克,炙附子6克,干姜5克。每日1剂,水煎取汁,分2次服用,连用15日为1个疗程。具有温补脾肾、潜阳降压等作用,适用于脾肾阳虚型高血压病。

(12)牡蛎(先煎)30克,淫羊藿、巴戟天、菟丝子、肉苁蓉各15克,当归、白芍各12克,益母草、黄檗、知母各10克。每日1剂,水煎取汁,分2次服用,连用15日为1个疗程。具有调理冲任、补肾精、温肾阳、滋阴泻火、潜阳降压等作用,适用于阴阳两虚型高血压病。

(13)磁石20克,生地黄、麦门冬、酸枣仁各15克,黄连、阿胶(烊化)、知母、远志各10克,肉桂6克,鸡子黄(调服)1枚。每日1剂,水煎取汁,分2次服用,连用15日为1个疗程。具有滋补肾水、清心安神等作用,适用于心肾不交型高血压病。

(14)川芎20克,生扁豆、茯苓、泽泻各15克,红花、莪术、茺蔚子、菖蒲、牛膝各10克。每日1剂,水煎取汁,分2次服用,连用15日为1个疗程。具有活血化瘀、利湿化痰等作用,适用于气滞血瘀型高血压病。

(15)丹参、葛根各15克,当归、赤芍各12克,桃仁、红花、川芎、地龙、山楂各10克。每日1剂,水煎取汁,分2次服用,连用15日为1个疗程。具有活血化瘀、通脉降压等作用,适用于气滞血瘀型高血压病。

(16)生石决明、罗布麻、豨莶草各 30 克,白芍、益母草、汉防己各 10 克,桑寄生、丹参各 15 克。每日 1 剂,水煎取汁,分 2 次服用,连用 15 日为 1 个疗程。具有滋阴益肾、平肝潜阳等作用,适用于肾阴亏损型高血压病。

(17)白芍、赤小豆各 25 克,牛膝、茯苓各 15 克,黄芪、防己、白术各 12 克,桂枝 6 克,附子 5 克。每日 1 剂,水煎取汁,分 2 次服用,连用 20 日为 1 个疗程。具有温阳通脉、益气健脾、利水渗湿等作用,适用于脾肾阳虚型高血压病。

(18)钩藤、决明子、珍珠母各 30 克,泽泻、茯苓各 15 克,天麻、生杭芍、生山楂各 10 克。每日 1 剂,水煎取汁,分 2 次服用,连用 15 日为 1 个疗程。具有平肝潜阳等作用,适用于肝阳上亢型高血压病。

(19)生地黄、龟甲(先煎)、鳖甲(先煎)、牡蛎(先煎)各 30 克,白芍 12 克,山茱萸、阿胶(烊化)各 10 克,五味子 6 克。每日 1 剂,水煎取汁,分 2 次服用,连用 15 日为 1 个疗程。具有育阴柔肝、潜阳息风等作用,适用于肝风上扰型(虚风证型)高血压病。

(20)黄芪、丹参、葛根各 20 克,川芎、牛膝各 15 克,赤芍、泽泻各 10 克。每日 1 剂,水煎取汁,分 2 次服用,连用 15 日为 1 个疗程。具有活血化瘀等作用,适用于气滞血瘀型高血压病。

(21)玄参、钩藤、夜交藤、夏枯草各 15 克,地龙、酸枣仁各 9 克。每日 1 剂,水煎取汁,分 2 次服用,连用 15 日为 1 个疗程。具有养肝补心、通脉降压等作用,适用于心肝受扰型高血压病。

(22)栀子、川芎、羌活各 15 克,龙胆草 20 克,当归 12 克,防风 10 克,大黄 7.5 克。每日 1 剂,水煎取汁,分 2 次服用,连用 15 日为 1 个疗程。具有清泻肝火、柔肝镇潜等作用,适用于肝火上炎型高血压病。

(23)槐花、桑寄生各 25 克,夏枯草、菊花、决明子各 20 克,川芎、地龙各 15 克。每日 1 剂,水煎取汁,分 2 次服用,连用 15 日为 1 个疗程。具有育阴潜阳等作用,适用于阴虚阳亢型高血压病。

(24)何首乌50克,石决明25克,珍珠母20克,钩藤、白菊花各15克。每日1剂,水煎取汁,分2次服用,连用15日为1个疗程。具有育阴潜阳等作用,适用于肝阳上亢型高血压病。

2. 高血压病单秘验方

以下高血压病单(3味药或以下)秘验方,供酌情选用。

(1)夏枯草60克,杜仲15克。每日1剂,水煎取汁,分2次服用,连用20日为1个疗程。具有清火明目、散结消肿、降压等作用,适用于肝火上炎型高血压病。

(2)夏枯草、桑寄生各15克,杜仲9克。每日1剂,水煎取汁,分2次服用,连用20日为1个疗程。具有清火明目、散结消肿、降压等作用,适用于肝火上炎型高血压病。

(3)夏枯草15克,杜仲9克,黄芩6克。每日1剂,水煎取汁,分2次服用,连用20日为1个疗程。具有清火明目、散结消肿、降压等作用,适用于肝火上炎型高血压病。

(4)夏枯草15克,杜仲9克,益母草6克。每日1剂,水煎取汁,分2次服用,连用20日为1个疗程。具有清火明目、散结消肿、降压等作用,适用于肝火上炎型高血压病。

(5)夏枯草15克,杜仲9克,龙胆草18克。每日1剂,水煎取汁,分2次服用,连用20日为1个疗程。具有清火明目、散结消肿、降压等作用,适用于肝火上炎型高血压病。

(6)决明子15~20克。决明子入杯,冲入沸水,加盖泡15分钟即可。每日1剂,代茶饮用,冲淡为止,连用20日为1个疗程。具有清肝明目、利水通便、降压等作用,适用于肝火上炎型高血压病。

(7)鲜柳叶250克。鲜柳叶切碎入杯,冲入沸水100毫升,加盖泡15分钟取汁。每日1剂,分2次服用,连用20日为1个疗程。具有清热解毒、透疹利尿、降压等作用,适用于心火亢盛型高血压病。

(8)牡丹皮30~45克。每日1剂,水煎取汁120~150毫升,分3次服用,连用20日为1个疗程。具有清热活血、止血消肿、降压等作用,适用于心火亢盛型高血压病。

(9)干樱桃叶60克(或鲜樱桃叶100克)。每日1剂,水煎取汁300毫升,分早晚2次服用,连用20日为1个疗程。具有温胃健脾、解毒止血、降压等作用,适用于气虚湿阻型高血压病。

(10)葛根10～15克。每日1剂,水煎取汁,分2次服用,连用2～8周为1个疗程。具有平肝息风、解表清热、升清止渴等作用,适用于肝阳上亢型高血压病。

(11)钩藤30克。每日1剂,水煎取汁,分早晚2次服用,连用30日为1个疗程。具有平肝息风、定惊止眩等作用,适用于肝阳上亢型高血压病。

(12)臭梧桐叶30克。每日1剂,水煎取汁,代茶饮用,连用2周为1个疗程。具有平肝降压等作用,适用于肝阳上亢型高血压病。

(13)干向日葵叶30克(或鲜向日葵叶60克)。每日1剂,水煎取汁,分2次服用,连用2周为1个疗程。具有清热解毒、健胃等作用,适用于气血两虚型高血压病。

(14)侧柏叶10克。侧柏叶入杯,冲入沸水,加盖泡15钟即可。每日1剂,代茶饮用,冲淡为止,连用2周为1个疗程。具有清热祛瘀、凉血止血等作用,适用于心火亢盛型高血压病。

(15)万年青根、夏枯草各15克。每日1剂,水煎取汁,分2次服用,连用2～3周为1个疗程。具有清火明目、散结降压等作用,适用于肝火上炎型高血压病。

(16)杜仲、夏枯草各15克。每日1剂,水煎取汁,分2次服用,连用2～3周为1个疗程。具有清火明目、散结消肿、降压等作用,适用于肝火上炎型高血压病。

(17)玄参15克,杜仲21克。每日1剂,水煎取汁,分2次服用,连用3周为1个疗程。具有清热滋阴、壮阳等作用,适用于阴阳两虚型高血压病。

(18)槐花、豨莶草各30克。每日1剂,水煎取汁,分2次服用,连用2周为1个疗程。具有清降肝火、安神降压等作用,适用于心火亢盛型高血压病。

(19)鸡冠花(切碎)3～4个,红枣10枚。每日1剂,水煎取汁,分2次服用,连用2周为1个疗程。具有清肝明目、凉血降压等作用,适用于肝火上炎型高血压病。

(20)生栀子15克,木通6克。每日1剂,水煎取汁,分2次服用,连用2～3周为1个疗程。具有清心利水、清热解毒等作用,适用于心火亢盛型高血压病。

(21)夏枯草9克,苦丁茶4.5克。每日1剂,水煎取汁,分2次服用,连用2周为1个疗程。具有清火明目、清肝凉血等作用,适用于肝火上炎型高血压病。

(22)马兜铃30克,夏枯草15克,牛膝9克。每日1剂,水煎取汁,分2次服用,连用2周为1个疗程。具有清火明目、平肝降逆等作用,适用于肝气上逆型高血压病。

(23)夏枯草60克,杜仲、桑寄生各15克。每日1剂,水煎取汁,分2～3次服用,连用2周为1个疗程。具有清火明目、散结降压等作用,适用于肝火上炎型高血压病。

(24)夏枯草60克,杜仲15克,黄芩6克。每日1剂,水煎取汁,分2次服用,连用2周为1个疗程。具有清火明目、燥湿降压等作用,适用于肝火上炎型高血压病。

(25)茜草、苦丁茶各9克,熟大黄3克。每日1剂,水煎取汁,分2次服用,连用2周为1个疗程。具有平肝凉血、潜阳息风等作用,适用于肝风上扰型(实风证型、虚风证型不清)高血压病。

(26)白蒺藜、牛膝各15克,钩藤9克。每日1剂,水煎取汁,分2次服用,连用2周为1个疗程。具有祛风明目、活血息风等作用,适用于肝风上扰型(实风证型、虚风证型不清)高血压病。

(27)车前草、夏枯草各15克,甘菊花9克。每日1剂,水煎取汁,分2次服用,连用2～3周为1个疗程。具有清火明目、利湿降压等作用,适用于肝火上炎型高血压病。

三、高血压病成药方

1. 当归龙荟丸

每次 3～9 克,每日 1～3 次,温开水送服。由当归、龙胆草、芦荟、栀子、黄连、黄檗、黄芪、大黄、青黛、木香、麝香制成,具有清肝火、通便等作用,适用于肝火上炎型高血压病。

2. 龙胆泻肝片

每次 4～6 片,每日 3 次,温开水送服。由龙胆草、栀子、黄芩、生地黄、当归、柴胡、木通、泽泻、车前子、甘草制成,具有泻肝火、祛湿热等作用,适用于肝火上炎型高血压病。

3. 天麻钩藤冲剂

每次 1 袋,每日 2～3 次,温开水冲服。由天麻、钩藤、石决明、桑寄生、茯神、夜交藤、栀子、黄芩、牛膝、杜仲、益母草制成,具有平肝潜阳等作用,适用于肝阳上亢型高血压病。

4. 脑立清丸

每次 10 粒,每日 2 次,温开水送服。由生磁石、生代赭石、珍珠母、牛膝、半夏、冰片、薄荷脑、生酒曲、熟酒曲制成,具有平肝降压等作用,适用于肝阳上亢型高血压病。

5. 脉君安片

每次 2～3 片,每日 2～3 次,温开水送服。由钩藤、葛根制成,具有平肝息风等作用,适用于肝阳上亢型高血压病。

6. 降压冲剂

每次 1 袋,每日 2～3 次,温开水送服。由臭梧桐叶、罗布麻、钩藤、野菊花、吴茱萸、槐米制成,具有平肝降压等作用,适用于肝阳上亢型高血压病。

7. 八角梧桐浸膏片

每次 3～5 片,每日 3 次,温开水送服。由八角、梧桐叶制成,具有平肝阳、降风湿等作用,适用于肝阳上亢型高血压病。

8. 牛黄降压丸

每次 1~2 丸,每日 1~2 次,温开水送服。由牛黄、羚羊角、珍珠、冰片、郁金、黄芪、白芍、水牛角粉、雄黄、决明子、党参制成,具有清心化痰、镇静降压等作用,适用于肝火上炎型高血压病。

9. 复方牛黄清心丸

每次 1 丸,每日 1~2 次,温开水送服。由当归、川芎、甘草、山药、杏仁、大枣、白术、柴胡、阿胶、干姜、白芍、人参、神曲、肉桂、麦门冬、白蔹、蒲黄、黄芩、大豆黄卷、牛黄、麝香、冰片、羚羊角、朱砂、雄黄、桔梗、茯苓、防风制成,具有平肝潜阳等作用,适用于肝阳上亢型高血压病。

10. 杞菊地黄丸

每次 1 丸,每日 2 次,温开水送服。由枸杞子、白菊花、熟地黄、山药、山茱萸、茯苓、泽泻、牡丹皮制成,具有滋补肝肾、育阴潜阳等作用,适用于肝肾阴虚型、阴虚阳亢型高血压病。

11. 复方钩蜜降压片

每次 4 片,每日 2~3 次,口服。由钩藤碱、蜜环菌、夏枯草、菊花、山楂、桑寄生、何首乌、女贞子、石决明、向日葵盘、牛膝、黄精、酸枣仁、葛根制成,具有滋补肝肾、平肝潜阳、息风定惊等作用,适用阴虚阳亢型高血压病。

12. 金匮肾气丸

每次 1 丸,每日 2 次,温开水送服。由附子、肉桂、熟地黄、山药、山茱萸、泽泻、茯苓、牡丹皮制成,具有温补肾阳等作用,适用于脾肾阳虚型高血压病。

13. 健身全鹿丸

每次 1 丸,每日 2 次,温开水送服。由人参、鹿茸、锁阳、熟地黄、当归、麦门冬、沉香制成,具有温肾固精、益气养血等作用,适用于脾肾阳虚型高血压病。

14. 罗布麻叶片

每次 4 片,每日 3 次,温开水送服。由罗布麻叶制成,具有降压利尿、平肝安神等作用,适用于心肝受扰型高血压病。

15. 愈风宁心片

每次 5 片,每日 3 次,温开水送服。由葛根制成,具有解痉止痛、活血通脉等作用,适用气滞血瘀型高血压病。

16. 全天麻胶囊

每次 2～6 粒,每日 3 次,温开水送服。由天麻制成,具有平肝息风、止痉等作用,适用于肝风上扰型(实风证型)高血压病。

17. 淫羊藿降压片

每次 10 克,每日 3 次,温开水送服。由淫羊藿的茎、叶制成,具有益肾壮阳、强心降压、祛风除湿等作用,适用于脾肾阳虚型高血压病。

18. 远菊二天散

每次 2 克,每日 3 次,饭前 30 分钟温开水送服。由生远志、菊花、天麻、川芎、天竺黄、柴胡、石菖蒲、僵蚕制成,具有平肝化痰、安神定惊等作用,适用于心肝受扰型高血压病。

四、高血压病煎剂方

1. 逍遥降压汤

白芍 30 克,茯苓、钩藤、夏枯草各 15 克,牡丹皮、栀子、黄芩、野菊花各 12～15 克,当归 9～12 克,薄荷 9 克。每日 1 剂,水煎取汁,分 2 次服用。具有清肝解郁、平肝降压等作用,适用于肝气郁结型高血压病。

2. 七味调达汤

玄参、月参、蒺藜、车前子各 15 克,杏仁 12 克,槟榔 6 克,琥珀粉(冲服)1 克。每日 1 剂,水煎取汁,分 2 次服用。具有疏肝祛风、滋阴降火、活血安神、渗湿利水、降压等作用,适用于肝气郁结型高血压病。

3. 复方夏枯草汤

决明子、钩藤各 15 克,夏枯草、菊花各 10 克。每日 1 剂,水煎取汁,分 2 次服用。具有清肝平肝等作用,适用于肝阳上亢型高血压病。

4. 引火归原汤

生地黄 15 克,枣皮、山药、牡丹皮、牛膝各 10 克,泽泻 9 克,肉桂 3~5 克。每日 1 剂,水煎取汁,分 2 次服用。具有益肾降火等作用,适用于阴阳两虚型高血压病。

5. 温阳益气汤

黄芪、赤小豆各 15~30 克,茯苓、牛膝各 15~20 克,汉防己、白术各 12 克,肉桂、桂枝各 4.5~9 克,附子 3~6 克。每日 1 剂,水煎取汁,分 2 次服用。具有温阳益气、健脾渗湿、活血通络等作用,适用于脾肾阳虚型高血压病。

6. 泽泻降压汤

泽泻 50~100 克,益母草、车前子、夏枯草、决明子、钩藤、桑寄生各 10~15 克。随症加减用药。①肝阳上亢:加菊花、龙胆草、地龙、豨莶草。②阴虚阳亢:加生地黄、玄参、葛根、枸杞子。③气阴两虚:加杜仲、生地黄、仙茅、淫羊藿。④血瘀阻络:加牛膝、地龙、红花、丹参、赤芍。每日 1 剂,水煎取汁,分 2 次服用。具有平肝活血、利水降压等作用,适用于各型高血压病。

7. 复方杜仲合剂

生杜仲、黄芩、当归、川芎、黄芪、钩藤、生地黄各 9 克,藁本、桂圆各 7.5 克,夏枯草、益母草各 6 克,槐花 4.5 克。每日 1 剂,水煎取汁,分 2 次服用。具有益肾平肝、清热活血等作用,适用于肝肾阴虚型高血压病。

8. 葶苈子降压煎

葶苈子(粉碎)25 克。每日 1 剂,水煎取汁,分 2 次白糖调服。具有利水降压等作用,适用于各型高血压病。

第四章　高血压病食疗

一、高血压病饮食宜忌

1. 辨证饮食

根据高血压病临床表现和辨证类型不同,进行辨证饮食。

2. 饮食结构合理

限制总热量的摄入,减少盐和脂肪摄入,适量补充优质蛋白质,戒烟限酒,合理补充钙、锌、钾、维生素等。

3. 避免"三高"饮食

"三高"即高热量、高脂肪、高胆固醇。少食动物油,如猪油、黄油、熏肉、动物内脏等;宜食植物油、豆制品、鱼等。

4. 控制体重

节制饮食,减少甜食,避免食用过热食品,控制体重在标准范围内。

5. 主食宜粗不宜细

宜食粗粮、杂粮,如糙米、玉米、高粱、小米等,少食精制米和面粉。烹饪中,宜多用红糖、蜜糖,少用或不用绵白糖、白砂糖等。

6. 宜食果蔬

水果蔬菜不仅维生素 C 等含量丰富,还含丰富的膳食纤维,对高血压病防治有利。

7. 增加钾/钠比值

钾/钠比值即 K 因子,K 因子保持在 3 以上,才能使身体各组织器官发挥良好功能;当 K 因子小于 3,甚至小于 1～1.5 时,血压就会迅速升高。一般地讲,K 因子≥10 的食品,对高血压病均有较好的防治作用。一般植物性食品的 K 因子均在 20 以上,如香蕉、柿子、苹果、红枣等食物的 K 因子均高于 50,故均是降压妙品。

8. 增加钙、锌摄入量

(1)钙。饮食中钙的摄入量与血压明显呈负相关,钙有除钠作用,并可使血压保持稳定,故高钙饮食是控制高血压病的有效措施之一。每日钙摄入量以高于 500 毫克为宜,牛奶、豆浆等是钙的良好来源,故宜饮用。

(2)锌。锌不仅可改变身体的锌/镉比例,而且可促排身体沉积的镉等有害微量元素,以减少或阻断镉致高血压病的有害影响,直接有助于高血压病的防治。每日锌的摄入量,以高于 15 毫克为宜,小麦、小米、玉米、玉米粉、黄豆、豆制品、大白菜、萝卜、胡萝卜、茄子、扁豆、南瓜、紫菜等是锌的良好来源,故宜食用。

9. 限制钠摄入量

高血压病早期(Ⅰ期),每日钠摄入量应限制在 4 克以下;高血压病中期(Ⅱ期)或晚期(Ⅲ期),每日钠摄入量应限制在 3 克以下。

10. 戒烟限酒

吸烟可引起小动脉长期痉挛,使血压升高,故应戒烟。饮酒能使血压升高,故应严格限制饮酒,即使少量饮酒,也应控制在每日 50 毫升以下,禁止酗酒。

二、高血压病辨证食疗

1. 肝气郁结型高血压病食疗方

肝气郁结型高血压病主症、治则见前文介绍,以下食疗方,供酌情选用。

(1)柴胡、香附、钩藤、夏枯草各 15 克,当归、川芎、赤芍各 12 克,生姜、甘草各 6 克,大米 100 克,菊花晶适量。前 9 味水煎取汁,入大米煮成粥,加菊花晶调味即可。每日 1 剂,分 2 次食用。

(2)香附 18 克,柴胡、枳壳、丹参各 12 克,川芎、路路通各 10 克,生甘草 3 克,粳米 100 克,红砂糖适量。前 7 味水煎取汁,入粳米煮成粥,加红砂糖调味即可。每日 1 剂,分 2 次食用。

（3）柴胡、郁金、焦山楂、赤芍各 12 克，决明子、天麻各 10 克，生姜、甘草各 6 克，大米 100 克，元贞糖适量。前 8 味水煎取汁，入大米煮成粥，加元贞糖调味即可。每日 1 剂，分 2 次食用。

（4）柴胡、香附各 15 克，川楝子、桃仁、丹参各 12 克，钩藤 10 克，白萝卜片 150 克，胡萝卜片 100 克，葱、姜、食盐、味精、色拉油各适量。前 6 味水煎取汁，入白萝卜片、胡萝卜片煮酥熟，加其余各味拌匀煮入味即可。每日 1 剂，分 2 次佐餐食用。

2. 气滞血瘀型高血压病食疗方

气滞血瘀型高血压病主症、治则见前文介绍，以下食疗方，供酌情选用。

（1）紫草 20 克，赤芍、当归、地龙、路路通各 15 克，桃仁、川芎、橘红各 10 克，血米 100 克，红砂糖适量。前 8 味水煎取汁，入血米煮成粥，加红砂糖调味即可。每日 1 剂，分 2 次食用。

（2）丹参、紫草各 20 克，红花、川芎、当归、通草各 12 克，钩藤 10 克，细辛 3 克，大米、血米各 50 克，红糖适量。前 8 味水煎取汁，入大米、血米煮成粥，加红糖调味即可。每日 1 剂，分 2 次食用。

（3）益母草、丹参各 30 克，赤芍、地龙、夏枯草各 20 克，决明子、牛膝各 12 克，甘草 6 克，大米 100 克，红糖适量。前 8 味水煎取汁，入大米煮成粥，加红糖调味即可。每日 1 剂，分 2 次食用。

（4）丹参、钩藤各 30 克，山楂、桃仁、当归、川芎各 12 克，牛膝、红花各 10 克，血米、大米各 50 克，红糖适量。前 8 味水煎取汁，入血米、大米煮成粥，加红糖调味即可。每日 1 剂，分 2 次食用。

3. 肝气上逆型高血压病食疗方

肝气上逆型高血压病主症、治则见前文介绍，以下食疗方，供酌情选用。

（1）丹参、生白芍各 30 克，灵磁石、旋覆花（布包）各 20 克，钩藤、牛膝各 12 克，生甘草 6 克，朱砂末（冲服）2 克，粳米 100 克，白糖适量。前 7 味水煎取汁，入粳米煮成粥，加白糖调味即可。每日

1剂,分2次食用。

(2)代赭石、旋覆花(布包)各30克,夏枯草、芍药各20克,益母草、牛膝各10克,生甘草6克,沉香末2克,大米100克,菊花晶适量。前7味水煎取汁,入大米煮至粥将成,加沉香末、菊花晶拌匀煮成粥即可。每日1剂,分2次食用。

(3)灵磁石、代赭石各30克,白芍20克,牛膝、白蒺藜、钩藤各12克,粳米100克,元贞糖适量。前6味水煎取汁,入粳米煮成粥,加元贞糖调味即可。每日1剂,分2次食用。

(4)代赭石、生龙骨、生牡蛎各20克,赤芍、白芍、牛膝各15克,生甘草10克,小米、大米各50克,红糖适量。前7味水煎取汁,入小米、大米煮成粥,加红糖调味即可。每日1剂,分2次食用。

4. 肝火上炎型高血压病食疗方

肝火上炎型高血压病主症、治则见前文介绍,以下食疗方,供酌情选用。

(1)白芍30克,柴胡、栀子、野菊花、钩藤各15克,炒酸枣仁、莲子、葛根各10克,大米100克,白糖适量。前8味水煎取汁,入大米煮成粥,加白糖调味即可。每日1剂,分2次食用。

(2)赤芍、牡丹皮、紫草、丹参各15克,柴胡、白芍、龙胆草各10克,生甘草3克,粳米100克,甜蜜素适量。前8味水煎取汁,入粳米煮成粥,加甜蜜素调味即可。每日1剂,分2次食用。

(3)石决明30克,生地黄、赤芍、牡丹皮、泽泻各15克,银柴胡、龙胆草、炒黄芩、木通各10克,甘草6克,粳米100克,白糖适量。前10味水煎取汁,入粳米煮成粥,加白糖调味即可。每日1剂,分2次食用。

(4)白芍30克,决明子、牛膝各20克,柴胡、菊花各10克,生甘草6克,大米100克,白砂糖适量。前6味水煎取汁,入大米煮成粥,加白砂糖调味即可。每日1剂,分2次食用。

5. 肝阳上亢型高血压病食疗方

肝阳上亢型高血压病主症、治则见前文介绍,以下食疗方,供酌情选用。

(1)生石决明、桑寄生、益母草各 30 克,钩藤、天麻、牛膝各 15 克,朱茯苓、牡丹皮、炒黄芩各 10 克,大米 100 克,白糖适量。前 9 味水煎取汁,入大米煮成粥,加白糖调味即可。每日 1 剂,分 2 次食用。

(2)炒决明子、夜交藤各 30 克,白薇、天麻、牛膝各 15 克,炒栀子、菊花、槐花各 10 克,粳米 100 克,白砂糖适量。前 8 味水煎取汁,入粳米煮成粥,加白砂糖调味即可。每日 1 剂,分 2 次食用。

(3)决明子、昆布、山楂各 20 克,菊花、桑叶、枸杞子各 10 克,粟米、大米各 50 克,甜蜜素适量。前 8 味水煎取汁,入枸杞子、粟米、大米煮成粥,加甜蜜素调味即可。每日 1 剂,分 2 次食用。

(4)山楂、钩藤各 10 克,绿茶、野菊花、槐花各 3 克,白糖适量。各味入杯,冲入沸水,加盖泡 15 分钟即可。每日 1 剂,代茶饮用,冲淡为止。

6. 肝风上扰型高血压病食疗方

肝风上扰型高血压病主症、治则见前文介绍,以下食疗方,供酌情选用。

(1)白薇、钩藤、石决明各 30 克,菊花、竹茹各 18 克,生地黄、生白芍、茯苓、白僵蚕、蜈蚣各 15 克,桑叶、川贝、地龙、紫草各 12 克,生甘草 6 克,大米 100 克,元贞糖适量。前 15 味水煎取汁,入大米煮成粥,加元贞糖调味即可。每日 1 剂,分 2 次食用。适用于肝风上扰型(实风证型)高血压病。

(2)生地黄、生白芍、麦门冬各 18 克,炒酸枣仁、生龟甲、生鳖甲、地龙各 15 克,白薇、紫草、生牡蛎各 20 克,赤芍 12 克,五味子、生甘草各 6 克,阿胶(烊化)10 克,粳米 100 克,蜂蜜适量。前 13 味水煎取汁,入粳米煮成粥,加阿胶、蜂蜜拌匀即可。每日 1 剂,分 2 次食用。适用于肝风上扰型(虚风证型)高血压病。

(3)代赭石、牛膝、紫草、白薇各 25 克,生龙骨、生牡蛎、生龟甲、生白芍、玄参、麦门冬、牡丹皮、地龙各 15 克,赤芍、川楝子、生麦芽、青皮、陈皮各 12 克,生甘草 6 克,大米 100 克,饴糖适量。前 18 味水煎取汁,入大米煮成粥,加饴糖调味即可。每日 1 剂,分 2 次食用。适用于肝风上扰型(实风证型、虚风证型不清)高血压病。

(4)钩藤、络石藤、石决明各 12 克,白芍、生地黄、生牡蛎、茯苓各 10 克,炙甘草 6 克,阿胶(烊化)10 克,鸡蛋 2 个。前 8 味水煎取汁,入烊化的阿胶拌匀,加搅匀的鸡蛋浆煮熟即可。每日 1 剂,分 2 次食用。适用于肝火上扰型(虚风证型)高血压病。

7. 心肝受扰型高血压病食疗方

心肝受扰型高血压病主症、治则见前文介绍,以下食疗方,供酌情选用。

(1)茯苓、竹茹、滑石(布包)各 18 克,牡丹皮、白芍、枳壳各 12 克,青蒿、炒黄芩、柏子仁各 10 克,生甘草 6 克,大枣 10 枚,大米 100 克,白糖适量。前 10 味水煎取汁,入大枣、大米煮成粥,加白糖调味即可。每日 1 剂,分 2 次食用。

(2)百合 30 克、茯神、六一散(布包)各 20 克,酸枣仁、生地黄各 15 克,知母 12 克,川芎 6 克,粳米、小米各 50 克,饴糖适量。前 7 味水煎取汁,入粳米、小米煮成粥,加饴糖调味即可。每日 1 剂,分 2 次食用。

(3)茯苓、酸枣仁、柏子仁各 20 克,生地黄、代赭石各 15 克,青黛、知母各 10 克,血米、大米各 50 克,红糖适量。前 7 味水煎取汁,入血米、大米煮成粥,加红糖调味即可。每日 1 剂,分 2 次食用。

(4)桂圆 30 克,菊花、山楂各 15 克,莲子心、绿茶各 0.5 克,红糖适量。各味入杯,冲入沸水,加盖泡 15 分钟即可。每日 1 剂,代茶饮用,冲淡为止。

8. 心火亢盛型高血压病食疗方

心火亢盛型高血压病主症、治则见前文介绍,以下食疗方,供酌情选用。

(1)白薇、紫草、丹参各 30 克,龟甲、地龙、白芍、牡丹皮各 12

克,马尾连、黄芩各 10 克,薏苡仁、大米各 60 克,冰糖适量。前 9 味水煎取汁,入薏苡仁、大米煮成粥,加冰糖煮溶即可。每日 1 剂,分 2 次食用。

(2)紫草、丹参各 30 克,赤芍、牡丹皮、柏子仁各 12 克,黄连、黄檗各 10 克,粳米 100 克,冰糖适量。前 7 味水煎取汁,入粳米煮成粥,加冰糖煮溶即可。每日 1 剂,分 2 次食用。

(3)白薇、紫草、炒栀子各 20 克,茯苓、酸枣仁各 12 克,黄连 6 克,莲子肉 30 克,大米 100 克,冰糖适量。前 6 味水煎取汁,入莲子肉、大米煮成粥,加冰糖煮溶即可。每日 1 剂,分 2 次食用。

(4)酸枣仁 10 克,菊花、绿茶各 6 克,莲子心 0.5 克,冰糖适量。各味入杯,冲入沸水,加盖泡 15 分钟即可。每日 1 剂,代茶饮用,冲淡为止。

9. 心肾不交型高血压病食疗方

心肾不交型高血压病主症、治则见前文介绍,以下食疗方,供酌情选用。

(1)丹参 24 克,天门冬、麦门冬各 18 克,柏子仁、炒酸枣仁、生地黄、沙参、茯苓各 15 克,当归、远志各 10 克,五味子、菖蒲各 6 克,大米 100 克,白糖适量。前 12 味水煎取汁,入大米煮成粥,加白糖调味即可。每日 1 剂,分 2 次食用。

(2)生地黄、丹参各 24 克,泽泻、知母各 18 克,山药、牡丹皮、吴茱萸各 15 克,赤芍、黄檗各 10 克,黄连 6 克,肉桂 2 克,粳米 100 克,冰糖适量。前 11 味水煎取汁,入粳米煮至粥将成,加冰糖煮成粥即可。每日 1 剂,分 2 次食用。

(3)生地黄、生牡蛎、生龙骨各 30 克,芡实、莲子各 25 克,知母、天门冬、枸杞子各 18 克,马尾连、五味子各 10 克,粟米、大米各 50 克,白糖适量。前 10 味水煎取汁,入粟米、大米煮成粥,加白糖调味即可。每日 1 剂,分 2 次食用。

(4)生地黄、麦门冬各 30 克,酸枣仁、柏子仁各 15 克,黄连 10 克,莲子心 0.5 克,桂圆 20 克,粳米 100 克,蜂蜜适量。前 6 味水煎取汁,入粳米煮化,入桂圆煮成粥,加蜂蜜调味即可。每日1剂,分2次食用。

10. 肾阴亏损型高血压病食疗方

肾阴亏损型高血压病主症、治则见文面介绍,以下食疗方,供酌情选用。

(1)丹参、白蒺藜各30克,石决明、生牡蛎各20克,菊花、生地黄、泽泻各18克,钩藤、柏子仁、枸杞子各15克,粟米、大米各50克,白糖适量。前9味水煎取汁,入粟米、大米煮化,入枸杞子煮成粥,加白糖调味即可。每日1剂,分2次食用。

(2)桑寄生30克,白薇、菊花、生地黄、茯苓各15克,麦门冬、枸杞子各12克,乌鸡块300克,料酒、葱、姜、食盐、味精各适量。前6味水煎取汁,入其余各味大火煮沸,撇去浮沫,改小火煮至乌鸡块酥熟入味即可。每日1剂,分2次佐餐食用。

(3)麦门冬、玉竹、生地黄各30克,玉米须50克,水发昆布丝100克,牡蛎肉片150克,料酒、葱、姜、食盐、味精各适量。前4味水煎取汁,入其余各味大火煮沸,撇去浮沫,改小火煮至牡蛎肉片酥熟入味即可。每日1剂,分2次佐餐食用。

(4)枸杞子、决明子各20克,麦门冬、生地黄、菊花各12克,白糖适量。各味入杯,冲入沸水,加盖泡15分钟即可。每日1剂,代茶饮用,冲淡为止。

11. 肝肾阴虚型高血压病食疗方

肝肾阴虚型高血压病主症、治则见前文介绍,以下食疗方,供酌情选用。

(1)灵磁石、豨莶草各30克,何首乌、女贞子、墨旱莲、生地黄、桑寄生各20克,钩藤、牛膝各15克,粟米、大米各50克,白糖适量。前9味水煎取汁,入粟米、大米煮成粥,加白糖调味即可。每日1剂,分2次食用。

(2)生牡蛎30克,生鳖甲、生龟甲各24克,生地黄、白芍、麦门冬各20克,牡丹皮、赤芍各15克,甘草6克,小米、粳米各50克,白糖适量。前 9 味水煎取汁,入小米、粳米煮成粥,加白糖调味即可。每日 1 剂,分 2 次食用。

(3)玉米须 100 克,女贞子、墨旱莲各 50 克,乌龟块 150 克,料酒、葱、姜、食盐、味精、植物油各适量。前 3 味水煎取汁,入其余各味大火煮沸,撇去浮沫,改小火煮至乌龟块酥熟入味即可。每日 1 剂,分 2 次佐餐食用。

(4)桑葚、百合、枸杞子、玉竹各 15 克,甲鱼块 200 克,料酒、葱、姜、食盐、味精、色拉油各适量。各味入锅,加适量水大火煮沸,撇去浮沫,改小火煮至甲鱼块酥熟入味即可。每日 1 剂,分 2 次佐餐食用。

12. 阴虚阳亢型高血压病食疗方

阴虚阳亢型高血压病主症、治则见前文介绍,以下食疗方,供酌情选用。

(1)生牡蛎、生龟甲、生鳖甲各 30 克,白薇、生地黄、白芍各 20 克,麦门冬、玄参、牡丹皮各 15 克,大米 100 克,白糖适量。前 9 味水煎取汁,入大米煮成粥,加白糖调味即可。每日 1 剂,分 2 次食用。

(2)生代赭石、牛膝各 30 克,紫草、丹参各 20 克,生龙骨、生牡蛎、生白芍各 15 克,牡丹皮、茵陈各 10 克,粳米 100 克,白糖适量。前 9 味水煎取汁,入粳米煮成粥,加白糖调味即可。每日 1 剂,分 2 次食用。

(3)生牡蛎、生龙骨、葛根片各 30 克,何首乌、桑葚、决明子各 16 克,乌龟块 200 克,料酒、葱、姜、食盐、味精、植物油各适量。前 6 味水煎取汁,入其余各味大火煮沸,撇去浮沫,改小火煮至乌龟块酥熟入味即可。每日 1 剂,分 2 次佐餐食用。

(4)生鳖甲、夏枯草各 30 克,葛根末、枸杞子各 20 克,黑豆、粳米各 50 克,蜂蜜适量。前 2 味水煎取汁,入黑豆、粳米煮化,入枸杞子煮至粥将成,入葛根末拌匀煮成粥,加蜂蜜调味即可。每日 1 剂,分 2 次食用。

13. 气虚湿阻型高血压病食疗方

气虚湿阻型高血压病主症、治则见前文介绍，以下食疗方，供酌情选用。

(1)法半夏、陈皮、茯苓各 20 克，泽泻、郁金、荷叶各 18 克，桃仁、路路通各 15 克，苍术、石菖蒲、地龙各 12 克，白芥子、防风各 6 克，大米 100 克，白糖适量。前 13 味水煎取汁，入大米煮成粥，加白糖调味即可。每日 1 剂，分 2 次食用。

(2)党参、白术、茯苓各 20 克，清半夏、陈皮、红花、地龙各 12 克，苍术、黄檗各 10 克，薏苡仁、粳米各 50 克，饴糖适量。前 9 味水煎取汁，入薏苡仁、粳米煮成粥，加饴糖调味即可。每日 1 剂，分 2 次食用。

(3)黄芪、茯苓、泽泻各 20 克，苍术、黄檗、牛膝各 12 克，薏苡仁、芡实米、大米各 30 克，白糖适量。前 6 味水煎取汁，入薏苡仁、芡实米、大米煮成粥，加白糖调味即可。每日 1 剂，分 2 次食用。

(4)党参、茯苓、白术各 15 克，决明子 12 克，太子参 10 克，大枣 10 枚，薏苡仁、扁豆、大米各 30 克，饴糖适量。前 5 味水煎取汁，入大枣、薏苡仁、扁豆、大米煮成粥，加饴糖调味即可。每日 1 剂，分 2 次食用。

14. 气血两虚型高血压病食疗方

气血两虚型高血压病主症、治则见前文介绍，以下食疗方，供酌情选用。

(1)生黄芪 24 克，党参 18 克，茯苓、当归各 15 克，远志、酸枣仁各 10 克，大枣 10 枚，木香、炙甘草各 3 克，大米 100 克，红糖适量。前 9 味水煎取汁，入大米煮成粥，加红糖调味即可。每日 1 剂，分 2 次食用。

(2)夜交藤、黄芪各 30 克，丹参 20 克，太子参、炒酸枣仁、柏子仁各 12 克，当归、川芎各 10 克，粳米 100 克，饴糖适量。前 8 味水煎取汁，入粳米煮成粥，加饴糖调味即可。每日 1 剂，分 2 次食用。

（3）生黄芪 30 克,桃仁、防风各 12 克,川芎、赤芍、白芍、地龙各 10 克,红花 6 克,薏苡仁、大米各 60 克,白糖适量。前 8 味水煎取汁,入薏苡仁、大米煮成粥,加白糖调味即可。每日 1 剂,分 2 次食用。

（4）西洋参片、当归片、山楂片各 10 克,大枣 10 枚,红糖适量。各味入杯,冲入沸水,加盖泡 15 分钟即可。每日 1 剂,代茶饮用,冲淡为止。

15. 阴阳两虚型高血压病食疗方

阴阳两虚型高血压病主症、治则见前文介绍,以下食疗方,供酌情选用。

（1）生地黄、麦门冬、石斛各 18 克,肉苁蓉、山茱萸各 12 克,炙附子、巴戟天各 10 克,肉桂、生姜各 6 克,大枣 10 枚,大米 100 克,饴糖适量。前 9 味水煎取汁,入大枣、大米煮成粥,加饴糖调味即可。每日 1 剂,分 2 次食用。

（2）炙附子、淫羊藿、沙苑子、菟丝子各 15 克,甲鱼块 200 克,料酒、葱、姜、食盐、味精、植物油各适量。前 4 味水煎取汁,入其余各味大火煮沸,撇去浮沫,改小火煮至甲鱼块酥熟入味即可。每日 1 剂,分 2 次佐餐食用。

（3）锁阳、杜仲各 15 克,炙附子、肉桂各 10 克,乌龟块 150 克,料酒、葱、姜、食盐、味精、植物油各适量。前 4 味水煎取汁,入其余各味大火煮沸,撇去浮沫,改小火煮至乌龟块酥熟入味即可。每日 1 剂,分 2 次食用。

（4）仙茅、菟丝子、巴戟天各 15 克,沙苑子、肉桂各 10 克,鸭块 300 克,料酒、葱、姜、食盐、味精、色拉油各适量。前 5 味水煎取汁,入其余各味大火煮沸,撇去浮沫,改小火煮至鸭块酥熟入味即可。每日 1 剂,分 2 次佐餐食用。

16. 脾肾阳虚型高血压病食疗方

脾肾阳虚型高血压病主症、治则见前文介绍,以下食疗方,供酌情选用。

（1）泽泻、茯苓、制附子、熟地黄、炒杜仲、补骨脂各15克,肉桂6克,鲜山药片（去皮）、薏苡仁、大米各60克,饴糖适量。前7味水煎取汁,入薏苡仁、大米煮化,入鲜山药片煮成粥,加饴糖调味即可。每日1剂,分2次食用。

（2）黄芪、茯苓、薏苡仁各30克,制附子、白术、党参各15克,桂枝、炙甘草各6克,粳米100克,饴糖适量。前8味水煎取汁,入粳米煮成粥,加饴糖调味即可。每日1剂,分2次食用。

（3）党参、白术各20克,炙附子、干姜、肉桂各10克,羊肉块200克,料酒、葱、姜、食盐、味精、植物油各适量。前5味水煎取汁,入其余各味大火煮沸,撇去浮沫,改小火煮至羊肉块酥熟入味即可。每日1剂,分2次佐餐食用。

（4）黄芪30克,茯苓、牛膝、荷叶各20克,汉防己、白术各12克,肉桂、桂枝各10克,赤小豆、粳米各50克,红糖适量。前8味水煎取汁,入赤小豆、粳米煮成粥,加红糖调味即可。每日1剂,分2次食用。

三、高血压病药食兼用品食疗

1. 高血压病黄芪食疗方

黄芪性微温、味甘,具有补气升阳、益气固表、利水消肿、托疮生肌等功效。以下高血压病黄芪食疗方,供酌情选用。

（1）黄芪20克,当归、枸杞子、大枣各15克,猪瘦肉片50克,食盐、味精各适量。黄芪、当归水煎取汁,待用。枸杞子、大枣、猪瘦肉片入锅,加适量水煮30分钟至猪瘦肉片酥熟,撇去浮沫,加药汁、食盐、味精拌匀煮沸即可。每日1剂,分2次佐餐食用。具有益气活血、滋阴降压等作用,适用于老年人气滞血瘀型高血压病。

（2）黄芪、大枣各15克,枸杞子20克,鲜山药片（去皮）、大米各100克,饴糖适量。黄芪水煎取汁,待用。大米入锅,加适量水煮化,入枸杞子、鲜山药片拌匀煮至粥将成,加药汁、饴糖拌匀煮成粥即可。每日 1 剂,分 2 次食用。具有温补脾肾、滋阴降压等作用,适用于阴阳两虚型高血压病。

(3)黄芪 20 克,当归、女贞子各 15 克,决明子 10 克,大米 100 克,白糖适量。前 4 味水煎取汁,入大米煮成粥,加白糖调味即可。每日 1 剂,分 2 次食用。具有补益气血、利水降压等作用,适用于气血两虚型高血压病。

2. 高血压病灵芝食疗方

灵芝性微温、味甘微苦,具有益气去烦、补肝固肾、养心安神、止咳平喘、去脂降压、强身健体等功效。以下高血压病灵芝食疗方,供酌情选用。

(1)灵芝粉、女贞子、决明子各 15 克,水发昆布丝、水发白木耳各 60 克,蜂蜜适量。女贞子、决明子水煎取汁,入水发昆布丝、水发白木耳煮至酥软,入灵芝粉拌匀,加蜂蜜调味即可。每日 1 剂,分 2 次食用。具有滋补肝肾、补血养阴、去脂降压等作用,适用于肝肾阴虚型高血压病。

(2)灵芝粉 30 克,三七粉 5 克,红枣 15 枚,血米 100 克,红糖适量。红枣、血米入锅,加适量水煮至粥将成,加其余 3 味拌匀煮成粥即可。每日 1 剂,分 2 次食用。具有益气除烦、活血化瘀、去脂降压等作用,适用于气滞血瘀型高血压病。

(3)灵芝片 10 克,绿茶 3 克,莲子心 0.5 克,白糖适量。各味入杯,冲入沸水,加盖泡 15 分钟即可。每日 1 剂,代茶饮用,冲淡为止。具有益气除烦、清心降压等作用,适用于心火亢盛型高血压病。

3. 高血压病何首乌食疗方

何首乌性微温、味甘苦涩,具有养血滋阴、润肠通便、滋补肝肾、补益精血、去脂降压等功效。以下高血压病何首乌食疗方,供酌情选用。

(1)制何首乌 30 克,女贞子、熟地黄、生地黄各 15 克,粟米、大米各 50 克,红糖适量。前 4 味水煎取汁,入粟米、大米煮成粥,加红糖调味即可。每日1剂,分早晚2次食用。具有滋养肝肾、清热降压等作用,适用于肝肾阴虚型高血压病。

(2)制何首乌末、熟竹笋丁各30克,大枣、桂圆各15克,牛肉丁150克,料酒、葱花、姜末、食盐、味精、五香粉、芝麻油各适量。牛肉丁、料酒、姜末入锅,加适量水大火煮沸,撇去浮沫,改小火煮至牛肉丁熟,入熟竹笋丁、大枣、桂圆煮软,加其余各味拌匀煮沸煮入味即可。每日1剂,分2次佐餐食用。具有补益气血、滋阴降压等作用,适用于阴阳两虚型、肝肾阴虚型高血压病。

(3)制何首乌30克,槐角20克,乌龙茶3克,白糖适量。各味入杯,冲入沸水,加盖泡15分钟即可。每日1剂,代茶饮用,冲淡为止。具有养阴清热、去脂降压、减肥乌发等作用,适用于阴虚阳亢型高血压病。

(4)何首乌30克,钩藤、女贞子各15克,粳米100克,红糖适量。前3味水煎取汁,入粳米煮成粥,加红糖调味即可。每日1剂,分2次食用。具有补益肝肾、滋阴降压等作用,适用于肝肾阴虚型高血压病。

4. 高血压病葛根食疗方

葛根性平、味甘辛,具有升阳解肌、除烦止渴、散郁泻火、降压等功效。以下高血压病葛根食疗方,供酌情选用。

(1)葛根粉15克,荆芥穗30克,代赭石、淡豆豉各20克,大米100克,白糖适量。荆芥穗、代赭石、淡豆豉水煎取汁,入大米煮至粥将成,加其余2味拌匀煮成粥即可。每日1剂,分2次食用。具有滋肝祛风、降压开窍等作用,适用于肝风上扰型(实风证型、虚风证型不清)高血压病。

(2)葛根粉15克,女贞子、淫羊藿各20克,鸡蛋2个,红糖适量。女贞子、淫羊藿水煎取汁,入葛根粉、红糖拌匀煮沸,加搅匀的鸡蛋浆煮熟即可。每日1剂,分2次食用。具有补益阴阳、散郁泻火、降压等作用,适用于阴阳两虚型高血压病。

(3)葛根粉15克,红花、山楂各10克,大枣10枚,粳米100

克,红糖适量。红花、山楂水煎取汁,入大枣、粳米煮至粥将成,加其余 2 味拌匀煮成粥即可。每日 1 剂,分 2 次食用。具有益气除烦、活血化瘀、和胃降压等作用,适用于气滞血瘀型高血压病。

(4)葛根片 10 克,茶叶 3 克,莲子心 0.5 克,白糖适量。各味入杯,冲入沸水,加盖泡 15 分钟即可。每日 1 剂,代茶饮用,冲淡为止。具有清热除烦、清心降压等作用,适用于心火亢盛型高血压病。

5. 高血压病绞股蓝食疗方

绞股蓝性平、味微苦,具有益气补脾、扶正抗癌、化痰降浊、去脂降压等功效。以下高血压病绞股蓝食疗方,供酌情选用。

(1)绞股蓝、夜交藤各 20 克,钩藤 15 克,乌龟块 150 克,料酒、葱、姜、食盐、味精、植物油各适量。前 3 味水煎取汁,入乌龟块、料酒、姜大火煮沸,撇去浮沫,改小火煮至乌龟块酥熟,加其余各味煮入味即可。每日 1 剂,分 2 次佐餐食用。具有滋阴益阳、去脂降压等作用,适用于阴阳两虚型高血压病。

(2)绞股蓝、萝芙木各 15 克,紫草 10 克,粳米 100 克,白糖适量。前 3 味水煎取汁,入粳米煮成粥,加白糖调味即可。每日 1 剂,分 2 次食用。具有清热平肝、去脂降压等作用,适用于肝阳上亢型高血压病。

(3)绞股蓝 15 克,槐花 10 克,绿茶 3 克,白糖适量。各味入杯,冲入沸水,加盖泡 15 分钟即可。每日 1 剂,代茶饮用,冲淡为止。具有清热平肝、去脂降压等作用,适用于肝阳上亢型高血压病。

(4)绞股蓝、罗布麻叶各 15 克,野菊花、绿茶各 3 克,白糖适量。各味入杯,冲入沸水,加盖泡 15 分钟即可。每日 1 剂,代茶饮用,冲淡为止。具有平肝潜阳、利尿降压等作用,适用于肝阳上亢型高血压病。

6. 高血压病罗布麻叶食疗方

罗布麻叶性微寒、味甘苦,具有平肝安神、利水消肿、止咳平喘、清火降压、强心利尿等功效。以下高血压病罗布麻叶食疗方，供酌情选用。

(1)罗布麻叶、杭菊各10克,绿茶3克,白糖适量。各味入杯,冲入沸水,加盖泡15分钟即可。每日1剂,代茶饮用,冲淡为止。具有清火平肝、利尿降压等作用,适用于肝火上炎型高血压病。

(2)罗布麻叶10克,菊花、槐花各6克,合欢花3克,粳米100克,白糖适量。前4味水煎取汁,入粳米煮成粥,加白糖调味即可。每日1剂,分2次食用。具有清热泻肝、利尿降压等作用,适用于肝火上炎型高血压病。

(3)罗布麻叶15克,夏枯草10克,绿茶3克,白糖适量。各味入杯,冲入沸水,加盖泡15分钟取汁。每日1剂,分2次饮用。具有平肝泻火、利尿降压等作用,适用于肝火上炎型高血压病。

7. 高血压病菊花食疗方

菊花性凉、味甘苦,具有疏风清热、明目解毒、利血脉、去心烦等功效。以下高血压病菊花食疗方,供酌情选用。

(1)菊花30克,萝芙木、枸杞子各15克,鸭块200克,料酒、葱、姜、食盐、味精各适量。前2味水煎取汁,入其余各味大火煮沸,撇去浮沫,改小火煮至鸭块酥熟入味即可。每日1剂,分2次食用。具有滋养肝肾、泻火降压等作用,适用于肝肾阴虚型高血压病。

(2)菊花10克,槐花、茉莉花各6克,绿茶3克,白糖适量。各味入杯,冲入沸水,加盖泡15分钟即可。每日1剂,代茶饮用,冲淡为止。具有清热泻肝、利尿降压等作用,适用于肝火上炎型高血压病。

(3)白菊花50克,天麻10克,鲜山药块(去皮)、大米各60克,白糖适量。前2味水煎取汁,入大米煮化,入鲜山药块煮成粥,加白糖调味即可。每日1剂,分2次食用。具有清肝明目、补虚降压等作用,适用于各型高血压病。

(4)白菊花500克,封缸酒1 000毫升,白糖适量。白菊花烘干研末,入封缸酒罐,加盖密封,每日振摇1次,浸泡1周启用。每次15毫升,每日2次,加白糖调味饮用。具有疏风润脉、除烦降压等作用,适用于各型高血压病。

8. 高血压病槐花食疗方

槐花性微寒、味苦,具有凉血止血、清肝泻火等功效。以下高血压病槐花食疗方,供酌情选用。

(1)槐花20克,菊花、紫草各10克,鲫鱼(杀白约250克)1条,料酒、葱、姜、食盐、味精、芝麻油各适量。前3味水煎取汁,入其余各味大火煮沸,撇去浮沫,改小火煮至鲫鱼熟入味即可。每日1剂,分1~2次佐餐食用。具有平肝潜阳、泻火降压等作用,适用于肝火上炎型高血压病。

(2)槐花、枸杞子各15克,女贞子10克,小米、粳米各50克,白糖适量。槐花、女贞子水煎取汁,入小米、粳米煮化,入枸杞子煮成粥,加白糖调味即可。每日1剂,分2次食用。具有滋阴补虚、平肝降压等作用,适用于肝肾阴虚型高血压病。

(3)槐花100克,陈黄酒500毫升,白糖适量。槐花烘干研末,入盛酒器,加盖密封,每日振摇1次,浸泡1周启用。每次15毫升,每日2次,加白糖调味饮用。具有益气除烦、平肝降压等作用,适用于各型高血压病。

(4)槐花10克,绿茶3克,白糖适量。各味入杯,冲入沸水,加盖泡15分钟即可。每日1剂,代茶饮用,冲淡为止。具有凉血止血、平肝降压等作用,适用于肝火上炎型高血压病。

9. 高血压病荷叶食疗方

荷叶性平、味苦涩,具有清暑利湿、清理头目、散瘀除烦、去脂降压等功效。以下高血压病荷叶食疗方,供酌情选用。

(1)荷叶50克,升麻10克,薏苡仁、大米各60克,白糖适量。前2味水煎取汁,入薏苡仁、大米煮成粥,加白糖调味即可。每日1剂,分2次食用。具有清暑利湿、健脾降压等作用,适用于气虚湿阻型高血压病。

(2)荷叶 50 克,山楂 30 克,粳米 100 克,红糖适量。前 2 味水煎取汁,入粳米煮成粥,加红糖调味即可。每日 1 剂,分 2 次食用。具有清暑散瘀、利湿降压等作用,适用于气滞血瘀型高血压病。

(3)干荷叶 15 克,决明子 10 克,茯苓末 12 克,大米 100 克,白砂糖适量。前 2 味水煎取汁,入大米煮至粥将成,加茯苓末、白砂糖拌匀煮成粥即可。每日 1 剂,分 2 次服用。具有益气健脾、去脂降压等作用,适用于气虚湿阻型高血压病。

10. 高血压病玉米须食疗方

玉米须性平、味甘淡,具有利尿清热、利胆降压、降糖等功效。以下高血压病玉米须食疗方,供酌情选用。

(1)玉米须 50 克,决明子、枸杞子各 10 克,粟米、粳米各 60 克,白糖适量。前 2 味水煎取汁,入粟米、粳米煮化,入枸杞子煮成粥,加白糖调味即可。每日 1 剂,分 2 次食用。具有滋阴泄热、平肝降压等作用,适用于肝火上炎型高血压病。

(2)玉米须、香蕉皮各 50 克,紫草 10 克,生甘草 6 克,大米 100 克,白糖适量。前 4 味水煎取汁,入大米煮成粥,加白糖调味即可。每日 1 剂,分 2 次食用。具有清热解毒、利尿降压等作用,适用于肝火上炎型高血压病。

(3)鲜玉米须、冬瓜皮各 100 克,薏苡仁、大米各 60 克,白糖适量。前 2 味水煎取汁,入薏苡仁、大米煮成粥,加白糖调味即可。每日 1 剂,分 2 次食用。具有清热利湿、补虚降压等作用,适用于气虚湿阻型高血压病。

11. 高血压病枸杞子(枸杞叶)食疗方

枸杞子性平、味甘,具有益精血、补肝肾、降压明目等功效;枸杞叶性凉、味甘苦,具有补肝益肾、生津止渴、祛风除湿、活血化瘀等功效。以下高血压病枸杞子(枸杞叶)食疗方,供酌情选用。

(1)枸杞子 30 克,女贞子、墨旱莲各 15 克,粟米、粳米各 50 克,红糖适量。女贞子、墨旱莲水煎取汁,入粟米、粳米煮化,入枸杞子煮成粥,加红糖调味即可。每日 1 剂,分 2 次食用。具有滋补肝肾、降压明目等作用,适用于肝肾阴虚型高血压病。

(2)枸杞子 20 克,决明子 30 克,菊花 5 克,绿茶 3 克,大米 100 克,白糖适量。决明子、菊花、绿茶水煎取汁,入大米煮化,入枸杞子煮成粥,加白糖调味即可。每日 1 剂,分 2 次食用。具有滋补肝肾、平肝降压等作用,适用于肝阳上亢型高血压病。

(3)枸杞子 50 克,马兰头、荠菜各 100 克,绿茶 3 克,白糖适量。前 3 味入锅,加水 750 毫升,煎取浓汁 500 毫升,冲入绿茶、白糖杯中,加盖泡 15 分钟即可。每日 1 剂,代茶饮用,冲淡为止。具有清肝明目、平肝降压等作用,适用于肝火上炎型高血压病。

(4)枸杞叶(切碎)、大米各 100 克,炒黑芝麻末 50 克,饴糖适量。大米入锅,加适量水煮至粥将成,加其余各味拌匀煮成粥即可。每日 1 剂,分 2 次食用。具有滋补肝肾、明目降压等作用,适用于肝肾阴虚高血压病。

四、高血压病食品食疗

1. 高血压病柿子(柿饼、柿叶)食疗方

柿子性寒、味甘涩,具有补虚健脾、润肺清热、止渴降压等功效;柿饼性寒、味甘涩,具有润肺涩肠、止血等功效;柿叶性寒、味苦,具有止咳定喘、生津、活血止血等功效。以下高血压病柿子(柿饼、柿叶)食疗方,供酌情选用。

(1)青柿子 500 克,枸杞子、大枣各 50 克,蜂蜜适量。青柿子去籽切碎,枸杞子去核,一起入家用果汁机搅烂入砂锅,加适量水拌匀,大火煮沸,改小火煮至黏稠状,加蜂蜜拌匀,待凉装瓶,入冰箱贮存备用。每次 20~30 克,每日 2 次,温开水送食。具有补益肝肾、滋阴降压等作用,适用于肝肾阴虚型高血压病。

(2)柿饼(切碎)3 个,大枣 15 枚,女贞子、山茱萸各 15 克,粳米 100 克,白糖适量。女贞子、山茱萸水煎取汁,入大枣、粳米煮至粥将成,加其余各味拌匀煮成粥即可。每日 1 剂,分 2 次食用。具有补益肝肾、去脂降压等作用,适用于肝肾阴虚型高血压病。

（3）干柿叶 10 克，焦山楂 15 克，茶叶 3 克，白糖适量。各味入杯，冲入沸水，加盖泡 15 分钟即可。每日 1 剂，代茶饮用，冲淡为止。具有消积散瘀、清热降压等作用，适用于肝火上炎型高血压病。

（4）干柿叶 20 克，枸杞子 10 克，野菊花 6 克，蜂蜜适量。前 3 味入杯，冲入沸水，加盖泡 15 分钟，加蜂蜜调味即可。每日 1 剂，代茶饮用，冲淡为止。具有平肝凉血、清火降压等作用，适用于肝阳上亢型高血压病。

2. 高血压病山楂食疗方

山楂性微温、味酸甘，具有开胃消食、化滞消积、收敛止痢、去脂降压等功效。以下高血压病山楂食疗方，供酌情选用。

（1）山楂片、枸杞子各 15 克，女贞子 20 克，牡蛎肉片 150 克，料酒、葱花、姜丝、食盐、味精各适量，高汤 500 毫升。女贞子水煎取汁，入其余各味大火煮沸，撇去浮沫，改小火煮至牡蛎肉片酥熟入味即可。每日 1 剂，分 2 次佐餐食用。具有滋阴潜阳、化食消积、去脂降压等作用，适用于阴虚阳亢型高血压病。

（2）山楂片、山楂叶各 10 克，绿茶 3 克，蜂蜜适量。前 3 味水煎取汁，加蜂蜜调味即可。每日 1 剂，分 2 次饮用。具有清热解毒、活血降压等作用，适用于肝火上炎型高血压病。

3. 高血压病大枣食疗方

大枣性温、味甘，具有益气健脾、养血和胃、补虚安神、去脂降压等功效。以下高血压病大枣食疗方，供酌情选用。

（1）大枣 20 枚，山楂、佩兰各 15 克，绿豆、大米各 60 克，白糖适量。山楂、佩兰水煎取汁，入大枣、大米煮化，入绿豆煮成粥，加白糖调味即可。每日 1 剂，分 2 次食用。具有清暑养心、和脉降压等作用，适用于夏季各型高血压病。

（2）大枣 20 枚，乌梅、红花各 10 克，粳米 100 克，红糖适量。乌梅、红花水煎取汁，入大枣、粳米煮成粥，加红糖调味即可。每日 1 剂，分 2 次食用。具有益气生津、消积散瘀、调血降压等作用，适用于各型高血压病。

(3)大枣 20 枚,冬瓜子、薏苡仁、大米各 50 克,白糖适量。冬瓜子水煎取汁,入大枣、薏苡仁、大米煮成粥,加白糖调味即可。每日 1 剂,分 2 次食用。具有健脾利湿、通脉降压等作用,适用于气虚湿阻型高血压病。

(4)大枣 10 枚,绿茶 3 克,莲子心 0.5 克,白糖适量。各味入杯,冲入沸水,加盖泡 15 分钟即可。每日 1 剂,代茶饮用,冲淡为止。具有清心安神、利尿降压等作用,适用于心火亢盛型高血压病。

4. 高血压病山药食疗方

山药性平、味甘,具有固肾益精、健脾补肺、补中益气、滋润血脉、去脂降压等功效。以下高血压病山药食疗方,供酌情选用。

(1)鲜山药片(去皮)150 克,大枣 15 枚,薏苡仁、大米各 50 克,白糖适量。大枣、薏苡仁、大米入锅,加适量水煮至大米化,入鲜山药片煮成粥,加白糖调味即可。每日 1 剂,分 2 次食用。具有健脾利湿、润脉降压等作用,适用于气虚湿阻型高血压病。

(2)鲜山药丁(去皮)60 克,女贞子、决明子各 15 克,枸杞子 20 克,粳米 100 克,白糖适量。女贞子、决明子水煎取汁,入粳米煮化,入鲜山药丁、枸杞子煮成粥,加白糖调味即可。每日 1 剂,分 2 次食用。具有滋补肝肾、去脂降压等作用,适用于肝肾阴虚型高血压病。

(3)鲜山药丁(去皮)100 克,冬瓜皮 60 克,绿豆、薏苡仁、大米各 30 克,白糖适量。冬瓜皮水煎取汁,入薏苡仁、大米煮化,入鲜山药丁、绿豆煮成粥,加白糖调味即可。每日 1 剂,分 2 次食用。具有健脾利湿、清热降压等作用,适用于气虚湿阻型高血压病。

(4)鲜山药丁(去皮)100 克,淫羊藿、菟丝子各 15 克,虾米(切碎)20 克,芡实米、大米各 50 克,料酒、食盐、味精、植物油各适量。淫羊藿、菟丝子水煎取汁,入芡实米、大米煮化,入鲜山药丁煮至粥将成,加其余各味拌匀煮成粥即可。每日 1 剂,分 2 次食用。具有温肾健脾、润脉降压等作用,适用于脾肾阳虚型高血压病。

5. 高血压病昆布食疗方

昆布性寒、味咸,具有软坚散结、清热利水、镇咳平喘、去脂降压等功效。以下高血压病昆布食疗方,供酌情选用。

(1)水发昆布丝 100 克,冬瓜皮 60 克,鲜山药块(去皮)15 克,猪瘦肉片 60 克,料酒、葱、姜、食盐、味精、色拉油各适量。冬瓜皮水煎取汁,入其余各味煮至猪瘦肉片酥熟入味即可。每日 1 剂,分 2 次佐餐食用。具有健脾利水、补虚降压等作用,适用于气虚湿阻型高血压病。

(2)水发昆布片 60 克,鲜冬瓜丁(去皮)、鲜山药丁(去皮)各 150 克,薏苡仁、大米各 50 克,白糖适量。薏苡仁、大米入锅,加适量水煮至大米化,入前 3 味煮成粥,加白糖调味即可。每日 1 剂,分 2 次食用。具有清热利湿、补虚降压等作用,适用于气虚湿阻型高血压病。

(3)干昆布丝 20 克,绿茶 3 克,白糖适量。各味入杯,冲入沸水,加盖泡 15 分钟即可。每日 1 剂,代茶饮用,冲淡为止。具有清热补碘、利尿降压等作用,适用于肝火上炎型高血压病。

6. 高血压病茶叶食疗方

茶叶性凉、味甘苦,具有清热解毒、清心明目、利尿消肿、消食解腻、提神益思、减肥健美、去脂降压、强心抗癌、延年益寿等功效。以下高血压病茶叶食疗方,供酌情选用。

(1)绿茶、甘草各 5 克,茜草 10 克,红糖适量。各味入杯,冲入沸水,加盖泡 15 分钟即可。每日 1 剂,代茶饮用,冲淡为止。具有清肝除烦、活血降压等作用,适用于气滞血瘀型高血压病。

(2)茶叶、菊花、山楂各 5 克,白糖适量。各味入杯,冲入沸水,加盖泡 15 分钟即可。每日 1 剂,代茶饮用,冲淡为止。具有清肝明目、去脂降压等作用,适用于肝火上炎型高血压病。

(3)绿茶 1 克,红花、檀香各 5 克,赤砂糖适量。各味入杯,冲入沸水,加盖泡 15 分钟即可。每日 1 剂,代茶饮用,冲淡为止。具有理气活血、清理头目、去脂降压等作用,适用于气滞血瘀型高血压病。

(4)普洱茶 3 克,杜仲、葛根各 10 克,蜂蜜适量。前 3 味入杯,冲入沸水,加盖泡 15 分钟,加蜂蜜调味即可。每日 1 剂,代茶饮用,冲淡为止。具有补益肝肾、去脂降压等作用,适用于各型高血压病。

(5)龙井茶 3 克,玉米须 30 克,白糖适量。各味入杯,冲入沸水,加盖泡 15 分钟即可。每日 1 剂,代茶饮用,冲淡为止。具有清肝利尿、去脂降压等作用,适用于肝火上炎型高血压病。

7. 高血压病核桃仁食疗方

核桃仁性温、味甘,具有补肾固精、润肺止咳、益气养血、补脑益智、润肠通便、去脂降压等功效。以下高血压病核桃仁食疗方,供酌情选用。

(1)核桃仁 30 克,山楂 10 克,大枣 10 枚,大米 100 克,红糖适量。前 4 味入锅,加适量水煮成粥,加红糖调味即可。每日 1 剂,分 2 次食用。具有益气活血、去脂降压等作用,适用于气滞血瘀型高血压病。

(2)核桃仁 20 克,红花 10 克,野菊花 6 克,红砂糖适量。各味入杯,冲入沸水,加盖泡 15 分钟即可。每日 1 剂,代茶饮用,冲淡为止。具有益肾清热、活血降压等作用,适用于气滞血瘀型高血压病。

(3)核桃仁、黄精各 30 克,女贞子 15 克,粳米 100 克,白糖适量。黄精、女贞子水煎取汁,入核桃仁、粳米煮成粥,加白糖调味即可。每日 1 剂,分 2 次食用。具有补虚益精、滋阴降压等作用,适用于肝肾阴虚型高血压病。

(4)核桃仁、枸杞子各 20 克,乌龙茶 3 克,白糖适量。各味入杯,冲入沸水,加盖泡 15 分钟即可。每日 1 剂,代茶饮用,冲淡为止。具有滋补肝肾、清热降压等作用,适用于肝肾阴虚型高血压病。

8. 高血压病白木耳食疗方

白木耳性平、味甘淡,具有滋阴润肺、养胃生津、益气活血、补肾强心、降压抗癌等功效。以下高血压病白木耳食疗方,供酌情选用。

(1)水发白木耳片60克,生山楂、生地黄各15克,大米100克,白糖适量。生山楂、生地黄水煎取汁,入水发白木耳片、大米煮成粥,加白糖调味即可。每日1剂,分2次食用。具有滋阴润肺、活血降压等作用,适用于肝肾阴虚型高血压病。

(2)水发白木耳片60克,枸杞子、黄精各15克,粳米100克,蜂蜜适量。前4味入锅,加适量水煮成粥,加蜂蜜调味即可。每日1剂,分2次食用。具有滋养肝肾、补虚降压等作用,适用于肝肾阴虚型高血压病。

9. 高血压病黑木耳食疗方

黑木耳性平、味甘,具有滋养益胃、补虚强身、补血止血、活血祛瘀、安神润燥、去脂降压等功效。以下高血压病黑木耳食疗方,供酌情选用。

(1)水发黑木耳、水发白木耳各60克,枸杞子、桑葚各20克,冰糖、蜂蜜各适量。前5味入盘,加适量水拌匀,入笼蒸酥熟,加蜂蜜拌匀即可。每日1剂,分早晚2次食用。具有滋阴润肺、去脂降压等作用,适用于肝肾阴虚型高血压病。

(2)水发黑木耳片60克,鲜山药丁(去皮)、绿豆、大米各50克,红糖适量。水发黑木耳片、大米入锅,加适量水煮至大米化,入鲜山药丁、绿豆煮成粥,加红糖调味即可。每日1剂,分2次食用。具有益气除烦、活血降压等作用,适用于气滞血瘀型高血压病。

(3)水发黑木耳60克,山楂15克,大枣10枚,猪瘦肉片100克,料酒、葱、姜、食盐、味精各适量。各味入锅,加适量水大火煮沸,撇去浮沫,改小火煮至猪瘦肉片酥熟入味即可。每日1剂,分2次佐餐食用。具有补虚润燥、活血降压等作用,适用于气滞血瘀型高血压病。

(4)水发黑木耳 100 克,当归、丹参各 12 克,血米 60 克,红糖适量。当归、丹参水煎取汁,入水发黑木耳、血米煮成粥,加红糖调味即可。每日 1 剂,分 2 次食用。具有滋养阴血、活血降压等作用,适用于气滞血瘀型高血压病。

10. 高血压病黑芝麻食疗方

黑芝麻性平、味甘,具有补肝益肾、润肠通便、通乳养发、强身健体、延年抗衰、活血通脉、去脂降压等功效。高血压病黑芝麻食疗方,供酌情选用。

(1)炒黑芝麻末 500 克,炒核桃仁末、桑葚末各 250 克,蜂蜜适量。前 3 味拌匀,贮存备用。每次 30～50 克,每日 2 次,用开水调成糊状,加蜂蜜调味食用。具有滋补肝肾、和脉降压等作用,适用于肝肾阴虚型高血压病。

(2)炒黑芝麻、枸杞子各 20 克,带鱼块 200 克,料酒、葱花、姜末、食盐、味精、番茄酱、湿淀粉、植物油各适量。植物油入锅,烧至七成热,入带鱼块炸至金黄色入盘。锅中底油烧至七成热,入枸杞子、番茄酱、适量水拌匀煮沸煮至枸杞子软,入炒黑芝麻、料酒、葱花、姜末、食盐、味精拌匀煮沸,加湿淀粉勾芡,淋浇带鱼块即可。每日 1 剂,分 2 次佐餐食用。具有滋养肝肾、去脂降压等作用,适用于肝肾阴虚型高血压病。

(3)炒黑芝麻、炒何首乌末各 30 克,枸杞子 15 克,粟米、大米各 50 克,白糖适量。粟米、大米入锅,加适量水煮化,入枸杞子煮至粥将成,入炒黑芝麻、炒何首乌末煮成粥,加白糖调味即可。每日 1 剂,分 2 次食用。具有滋补肝肾、去脂降压等作用,适用于肝肾阴虚型高血压病。

(4)炒黑芝麻末 30 克,绿茶 3 克,红糖适量。各味入杯,冲入沸水,加盖泡 15 分钟即可。每日 1 剂,代茶饮用,冲淡为止。具有滋补肝肾、清热降压等作用,适用于肝肾阴虚型高血压病。

11. 高血压病绿豆食疗方

绿豆性凉、味甘,具有清热消暑、解毒利水、益气除烦、养心祛风、降压去脂等功效。以下高血压病绿豆食疗方,供酌情选用。

(1)绿豆、豌豆、薏苡仁、大米各50克,冬瓜皮100克,白糖适量。冬瓜皮水煎取汁,入前4味煮成粥,加白糖调味即可。每日1剂,分2次食用。具有清热利湿、益气除烦、去脂降压等作用,适用于气虚湿阻型高血压病。

(2)绿豆、小米、粳米各50克,枸杞子、女贞子各15克,白糖适量。女贞子水煎取汁,入前3味煮化,入枸杞子煮成粥,加白糖调味即可。每日1剂,分2次食用。具有清热除烦、滋阴降压等作用,适用于肝肾阴虚型高血压病。

(3)绿豆、大米各60克,莲子肉15克,香蕉肉泥100克,白糖适量。前3味入锅,加适量水煮至粥将成,加后2味拌匀煮成粥即可。每日1剂,分2次食用。具有清热除烦、利尿降压等作用,适用于心火亢盛型高血压病。

12. 高血压病豌豆食疗方

豌豆性平、味甘,具有益脾和胃、生津止渴、和中下气、通利小便、去脂降压、降糖等功效。以下高血压病豌豆食疗方,供酌情选用。

(1)鲜嫩豌豆仁、鲜山药丁(去皮)、薏苡仁、大米各50克,西瓜皮100克,白糖适量。西瓜皮水煎取汁,入薏苡仁、大米煮化,入前2味拌匀煮成粥,加白糖调味即可。每日1剂,分2次食用。具有健脾利湿、去脂降压等作用,适用于气虚湿阻型高血压病。

(2)豌豆、薏苡仁、粳米各50克,冬瓜皮100克,干荷叶片30克,白糖适量。冬瓜皮、干荷叶片水煎取汁,入前3味煮成粥,加白糖调味即可。每日1剂,分2次食用。具有益气健脾、利湿降压等作用,适用于气虚湿阻型高血压病。

(3)鲜嫩豌豆荚250克,玉米须、芹菜叶各50克,木糖醇适量。各味入锅,加适量水,中火煮沸10~15分钟取汁。每日1剂,分2次代茶饮用。具有和中下气、利湿降压等作用,适于各型高血压病。

(4)鲜嫩豌豆苗 500 克,鲜牛奶 250 毫升,蜂蜜适量。鲜嫩豌豆苗入家用果汁机搅烂,用干净纱布取汁,待用。鲜牛奶入锅煮沸,入鲜嫩豌豆苗汁拌匀煮沸,加蜂蜜调味即可。每日 1 剂,分 2 次饮用。具有补虚利尿、去脂降压等作用,适用于各型高血压病。

13. 高血压病腐竹食疗方

腐竹性平、味甘淡,具有清热润燥、生津解毒、化痰降浊、益气和中等功效。以下高血压病腐竹食疗方,供酌情选用。

(1)水发腐竹段 100 克,枸杞子 15 克,大枣 15 枚,豌豆、粳米各 50 克,饴糖适量。大枣、豌豆、粳米入锅,加适量水煮化,入枸杞子煮至粥将成,加水发腐竹段、白糖拌匀煮成粥即可。每日 1 剂,分 2 次食用。具有和中下气、滋阴降压等作用,适用于各型高血压病。

(2)水发腐竹段 150 克,青蒜、芹菜茎段各 50 克,鲜山楂片 30克,食醋、食盐、味精、芝麻油各适量。前 4 味分别入沸水焯透,沥水入盆,加各味调料拌匀即可。每日 1 剂,分 2 次佐餐食用。具有行滞消积、去脂降压等作用,适用于各型高血压病。

(3)水发腐竹段 120 克,荠菜、菠菜段各 60 克,石决明 20 克,食盐、味精、芝麻油、湿淀粉各适量。石决明水煎取汁,入前 3 味煮沸,入食盐、味精、芝麻油拌匀煮沸,加湿淀粉勾芡而可。每日 1剂,分 2 次佐餐食用。具有平肝清热、去脂降压等作用,适用于肝火上炎型高血压病。

14. 高血压病芦笋食疗方

芦笋性凉、味甘,具有补虚抗癌、去脂降压等功效。以下高血压病芦笋食疗方,供酌情选用。

(1)鲜芦笋丁、粳米各 100 克,枸杞子、女贞子各 15 克,大枣10 枚,红糖适量。女贞子水煎取汁,入大枣、粳米煮化,入枸杞子煮至粥将成,加鲜芦笋丁、红糖拌匀煮成粥即可。每日 1 剂,分 2次食用。具有滋阴平肝、去脂降压等作用,适用于肝肾阴虚型高血压病。

(2)鲜芦笋丝 150 克,胡萝卜丝、炒黑芝麻末、炒核桃末各 30 克,食盐、味精、白糖、芝麻油各适量。前 2 味入沸水焯透,沥水入盆,加其余各味拌匀即可。每日 1 剂,分 2 次佐餐食用。具有滋补肝肾、平肝降压等作用,适用于肝肾阴虚型高血压病。

(3)鲜芦笋丝 100 克,绿茶 3 克,白糖适量。各味入锅,加水 500 毫升,煮沸 5～10 分钟取汁。每日 1 剂,分 2 次代茶饮用。具有清热平肝、去脂降压、软化血管等作用,适用于肝火上炎型高血压病。

15. 高血压病虾皮食疗方

虾皮性温、味甘,具有补肾壮阳、通气排毒、补钙降压等功效。以下高血压病虾皮食疗方,供酌情选用。

(1)虾皮 20 克,生地黄、女贞子各 15 克,大枣 10 枚,粳米 100 克,料酒、食盐、味精、植物油各适量。生地黄、女贞子水煎取汁,入大枣、粳米煮至粥将成,加其余各味拌匀煮成粥即可。每日 1 剂,分 2 次食用。具有滋补肝肾、去脂降压、除烦清热等作用,适用于肝肾阴虚型高血压病。

(2)虾皮 25 克,菊花脑、芹菜叶各 150 克,料酒、食盐、味精、芝麻油各适量。虾皮凉开水浸泡,入沸水锅,中火煮 10 分钟,入菊花脑、芹菜叶煮沸,加其余各味拌匀煮入味即可。每日 1 剂,分 2 次佐餐食用。具有清肝泻火、去脂降压等作用,适用于肝火上炎型高血压病。

(3)虾皮 20 克,枸杞子、麦门冬、黑芝麻各 15 克,大米 100 克,料酒、食盐、味精、植物油各适量。麦门冬水煎取汁,入大米煮化,入枸杞子煮至粥将成,加其余各味拌匀煮成粥即可。每日 1 剂,分 2 次食用。具有补益肝肾、滋阴降压等作用,适用于肝肾阴虚型高血压病。

(4)虾皮 20 克,黄芪 15 克,大枣 10 枚,鲜山药丁(去皮)、粳米各 100 克,料酒、食盐、味精、芝麻油各适量。黄芪水煎取汁,入大枣、粳米煮化,入鲜山药丁煮至粥将成,加其余各味拌匀煮成粥即可。每日1剂,分2次食用。具有温肾健脾、利水降压等作用,适用于脾肾阳虚型高血压病。

16. 高血压病海蜇食疗方

海蜇性平、味咸,具有清热化痰、降压消积、润肠去脂等功效。以下高血压病海蜇食疗方,供酌情选用。

(1)海蜇皮150克,芹菜60克,荠菜30克,枸杞子15克,蒜头1个,芝麻酱20克,食盐、味精、白糖、香醋、芝麻油各适量。海蜇皮切条,凉开水浸泡,沥水;芹菜切丝,入沸水焯一下,沥水;荠菜入沸水焯一下,沥水,切碎;枸杞子沸水泡软,沥水;蒜头去皮,捣如泥。各味入盆拌匀即可。每日1剂,分2次佐餐食用。具有养阴清热、去脂降压等作用,适用于肝肾阴虚型高血压病。

(2)海蜇150克,淡菜30克,腐竹20克,胡萝卜50克,蒜头1个,料酒、食盐、味精、芝麻油各适量。海蜇切丝,入沸水焯一下,沥水;淡菜入沸水焯透,切丝,沥水;腐竹泡发,入沸水焯透,切条,沥水;胡萝卜切条,入沸水焯透,沥水;蒜头去皮,捣如泥。各味入盆拌匀即可。每日1剂,分2次佐餐食用。具有补虚清脑、去脂降压等作用,适用于各型高血压病。

(3)海蜇皮100克,荸荠丁(去皮)、芹菜条、大米各60克,料酒、食盐、味精、蒜泥、色拉油各适量。海蜇皮切丁,凉开水浸泡,沥水,待用。大米入锅,加适量水煮至粥将成,加其余各味拌匀煮成粥即可。每日1剂,分2次食用。具有清热凉血、平肝息风、去脂化痰等作用,适用于肝火上炎型高血压病。

(4)海蜇丁、荸荠丁各120克,木糖醇适量。荸荠丁入锅,加适量水大火煮沸,改小火煮酥熟,加其余2味拌匀稍煮即可。每日1剂,分2次空腹食用。具有清热化痰、去脂降压等作用,适用于各型高血压病。

17. 高血压病紫菜食疗方

紫菜性寒、味甘咸,具有清热利尿、化痰软坚、补肾养心、去脂降压等功效。以下高血压病紫菜食疗方,供酌情选用。

(1)紫菜 15 克,车前子、决明子各 10 克,大米 100 克,食盐、味精、植物油各适量。车前子、决明子水煎取汁,入大米煮至粥将成,加其余各味拌匀煮成粥即可。每日 1 剂,分 2 次食用。具有清热解毒、清肝化痰、利尿降压等作用,适用于肝火上炎型高血压病。

(2)紫菜末 30 克,冬瓜皮 100 克,薏苡仁、粳米各 60 克,白糖适量。冬瓜皮水煎取汁,入薏苡仁、粳米煮至粥将成,加紫菜末、白糖拌匀煮成粥即可。每日 1 剂,分 2 次食用。具有清热利湿、补虚降压等作用,适用于气虚湿阻型高血压病。

(3)紫菜 20 克,小虾皮 15 克,大枣 10 枚,鲜山药丁(去皮)、大米各 100 克,食盐、味精、料酒、植物油各适量。大枣、大米入锅,加适量水煮至大米化,加鲜山药丁煮至粥将成,加入其余各味拌匀煮成粥即可。每日 1 剂,分 2 次食用。具有温补脾肾、利水降压等作用,适用于脾肾阳虚型高血压病。

(4)紫菜末 15 克,枸杞子、女贞子各 10 克,嫩豆腐块 200 克,料酒、葱、姜、食盐、味精、高汤各适量。女贞子水煎取汁,加其余各味煮熟煮入味即可。每日 1 剂,分 2 次佐餐食用。具有滋补肝肾、补虚降压等作用,适用于肝肾阴虚型高血压病。

18. 高血压病香菇食疗方

香菇性平、味甘,具有补益气血、益养胃气、去脂降压、强体抗癌等功效。以下高血压病香菇食疗方,供酌情选用。

(1)水发香菇丝 60 克,白术、茯苓各 12 克,鲜牛奶 200 毫升,白糖适量。白术、茯苓水煎取汁,入水发香菇丝煮沸,加鲜牛奶、白糖拌匀煮沸即可。每日 1 剂,分 2 次食用。具有健脾利湿、去脂降压等作用,适用于气虚湿阻型高血压病。

(2)水发香菇片 60 克,丹参 20 克,大枣 10 枚,鲜山药丁(去皮)、大米各 100 克,红糖适量。丹参水煎取汁,入大枣、大米煮化,入水发香菇片、鲜山药丁煮成粥,加红糖调味即可。每日 1 剂,分 2 次食用。具有补益气血、去脂降压等作用,适用于气血两虚型高血压病。

（3）水发香菇丝、玉米须各 100 克,薏苡仁、芡实米、大米各 30 克,白糖适量。玉米须水煎取汁,入薏苡仁、芡实米、大米煮至粥将成,加水发香菇丝、白糖拌匀煮成粥即可。每日 1 剂,分 2 次食用。具有补气健脾、利水降压等作用,适用气虚湿阻型高血压病。

（4）水发香菇丝 60 克,枸杞子、虾皮各 20 克,粟米、大米各 50 克,料酒、食盐、味精、植物油各适量。粟米、大米入锅,加适量水煮化,入水发香菇丝、枸杞子煮至粥将成,加其余各味煮成粥即可。每日 1 剂,分 2 次食用。具有滋阴益阳、去脂降压等作用,适用于阴阳两虚型高血压病。

19. 高血压病芹菜食疗方

芹菜性凉、味甘苦,具有平肝清热、祛风除湿、凉血利尿等功效。以下高血压病芹菜食疗方,供酌情选用。

（1）鲜芹菜段 120 克,马兜铃 10 克,大蓟、小蓟各 15 克,食盐、味精、植物油各适量。马兜铃、大蓟、小蓟水煎取汁,入鲜芹菜段煮熟,加食盐、味精、植物油稍煮即可。每日 1～2 剂,分 1～2 次佐餐食用。具有平肝清热、利尿降压、凉血止淋等作用,适用于肝火上炎型高血压病。

（2）鲜芹菜末 150 克,何首乌、女贞子各 15 克,粳米 100 克,食盐、味精、芝麻油各适量。何首乌、女贞子水煎取汁,入粳米煮至粥将成,加其余各味煮成粥即可。每日 1 剂,分 2 次食用。具有滋阴清热、平肝降压等作用,适用于肝肾阴虚型高血压病。

（3）芹菜段、鸭块各 150 克,菊花、干荷叶片各 12 克,食盐、味精、料酒各适量。菊花、干荷叶片水煎取汁,入鸭块煮酥熟,撇去浮沫,加其余各味拌匀煮入味即可。每日 1 剂,分 2 次佐餐食用。具有平肝清热、滋阴补虚、利水消肿等作用,适用于肝肾阴虚型高血压病。

（4）芹菜段 200 克,香干丝 60 克,枸杞子 20 克,食盐、味精、香醋、酱油、芝麻油各适量。芹菜段入沸水焯透,沥水;香干丝入沸水焯一下,沥水;枸杞子入沸水煮软,沥水。各味入盆拌匀即可。每日 1 剂,分 2 次佐餐食用。具有滋阴清热、平肝降压等作用,适用于肝肾阴虚型高血压病。

20. 高血压病荠菜食疗方

荠菜性平、味甘淡,具有滑利肝胆、补益心脾、止血明目、平肝降压、利水止痢等功效。以下高血压病荠菜食疗方,供酌情选用。

(1)荠菜、马兰头各 100 克,菊花 15 克,大米 100 克,食盐、味精、白糖、芝麻油各适量。荠菜、马兰头分别入沸水焯一下,沥水切细,待用。菊花水煎取汁,入大米煮至粥将成,加其余各味拌匀煮成粥即可。每日 1 剂,分 2 次食用。具有清热解毒、去脂降压等作用,适用于肝火上炎型高血压病。

(2)荠菜、芹菜、荸荠丁(去皮)各 100 克,粳米 60 克,食盐、味精、植物油各适量。荠菜、芹菜分别入沸水焯一下,沥水切细,待用。粳米入锅,加适量水煮化,入荸荠丁煮至粥将成,加其余各味拌匀煮成粥即可。每日 1 剂,分 2 次食用。具有平肝清热、去脂降压等作用,适用于肝阳上亢型高血压病。

(3)荠菜末、萝卜丁各 150 克,枸杞子 20 克,大米 100 克,食盐、味精、芝麻油各适量。大米入锅,加适量水煮化,入萝卜丁、枸杞子拌匀煮至粥将成,加其余各味拌匀煮成粥即可。每日 1 剂,分 2 次食用。具有滋阴清热、消痰降压等作用,适用于肝肾阴虚型高血压病。

(4)荠菜花 0.5 克,绿茶 3 克,野菊花 10 克,白糖适量。各味入杯,冲入沸水,加盖泡 15 分钟即可。每日 1 剂,代茶饮用,冲淡为止。具有清理头目、滑利肝胆、除烦降压等作用,适用于肝阳上亢型高血压病。

21. 高血压病莼菜食疗方

莼菜性寒、味甘,具有清热解毒、利水消肿、降压抗癌等功效。以下高血压病莼菜食疗方,供酌情选用。

(1)莼菜 150 克,熟鸡脯肉 60 克,熟火腿肉 25 克,枸杞子 15

克,食盐、味精、芝麻油、高汤各适量。莼菜入沸水焯一下入汤碗,熟鸡脯肉、熟火腿肉切薄片放在莼菜上,待用。高汤入锅,入枸杞子、食盐、味精,大火煮沸,浇在莼菜汤碗内,淋入芝麻油即可。每日1剂,分2次佐餐食用。且有滋阴降压、清热解毒等作用,适用于阴虚阳亢型高血压病。

(2)莼菜(切碎)150克,冬瓜皮60克,香菇丝、冬笋丝各20克,薏苡仁、大米各50克,食盐、味精、芝麻油各适量。冬瓜皮水煎取汁,入薏苡仁、大米煮至粥将成,加其余各味拌匀煮成粥即可。每日1剂,分2次食用。具有清热利湿、健脾降压等作用,适用于气虚湿阻型高血压病。

(3)莼菜200克,鲜虾仁100克,菟丝子15克,女贞子20克,料酒、食盐、味精、湿淀粉、植物油各适量。莼菜入沸水焯一下,沥水,待用;鲜虾仁入碗,入料酒、食盐、味精、湿淀粉,抓芡均匀,待用;菟丝子、女贞子水煎取汁,待用。植物油入锅,烧至七成热,入抓芡的鲜虾仁快速煸炒至熟变色,入药汁、莼菜煮沸,入味精,加湿淀粉勾芡即可。每日1剂,分2次佐餐食用。具有温肾助阳、补虚消肿、利水降压等作用,适用于脾肾阳虚型高血压病。

(4)莼菜150克,何首乌、枸杞子各15克,粟米、粳米各50克,食盐、味精、芝麻油各适量。莼菜入沸水焯一下,沥水,待用。何首乌水煎取汁,入粟米、粳米煮化,入枸杞子煮至粥将成,加其余各味拌匀煮成粥即可。每日1剂,分2次食用。具有滋阴补虚、利尿降压等作用,适用于肝肾阴虚型高血压病。

22. 高血压病大葱食疗方

大葱性温、味辛,具有发表通阳、解毒健胃、明目利水、消痰降压等功效。以下高血压病大葱食疗方,供酌情选用。

(1)大葱段30克,枸杞子20克,豆腐块250克,姜丝、蒜片、酱油、食盐、味精、湿淀粉、植物油、芝麻油、高汤各适量。植物油入锅,烧至八成热,入豆腐块炸成淡黄色,沥油,待用。锅中底油烧至八成热,入大葱段炸成黄色,入姜丝、蒜片炒香,入炸黄的豆腐块、枸杞子、酱油、食盐、味精、高汤,小火煮沸,加湿淀粉勾芡,淋入芝麻油即可。每日 1 剂,分 3 次佐餐食用。具有滋补肝肾、散瘀消脂、祛风降压等作用,适用于肝肾阴虚型高血压病。

(2)大葱段 30 克,小葱末 20 克,茯苓粉、山药粉各 10 克,鲳鱼(杀白约 500 克)1 条,黄酒、食盐、味精、酱油、胡椒粉、姜丝、芝麻油、花生油各适量。鲳鱼入盆,入黄酒、食盐、味精、茯苓粉、山药粉、花生油拌匀,入笼大火蒸 15 分钟,浇上拌匀的酱油、胡椒粉、小葱末、姜丝;芝麻油入锅,烧至八成热,淋在鲳鱼上即可。每日 1 剂,分 2 次佐餐食用。具有健脾利湿、解毒降压等作用,适用于气虚湿阻型高血压病。

(3)大葱段 20 克,山楂片 15 克,羊肉丁 150 克,鸡蛋 1 个,料酒、姜丝、食盐、味精、酱油、胡椒、湿淀粉、植物油、芝麻油各适量。羊肉丁入碗,鸡蛋清、湿淀粉、食盐抓芡均匀,待用。植物油入锅,烧至六成热,入羊肉丁、山楂片煸炒,入大葱段、姜丝搅拌散开后,入食盐、味精、料酒、酱油、胡椒大火炒匀,加湿淀粉勾薄芡,淋入芝麻油即可。每日 1 剂,分 2 次佐餐食用。具有温肾助阳、祛风散瘀、去脂降压等作用,适用于脾肾阳虚型高血压病。

(4)大葱白段 15 克,大枣 15 枚,白术、茯苓各 10 克,薏苡仁、大米各 50 克,白糖适量。白术、茯苓水煎取汁,入大枣、薏苡仁、大米煮至粥将成,加大葱白段、白糖调味即可。每日 1 剂,分 2 次食用。具有健脾利湿、去脂降压等作用,适用于气虚湿阻型高血压病。

23. 高血压病大蒜食疗方

大蒜性温、味辛,具有行气滞、暖脾胃、消癥积、利湿热、解毒杀虫、去脂降压等功效。以下高血压病大蒜食疗方,供酌情选用。

(1)蒜泥 30 克,枸杞子 20 克,菠菜 300 克,海蜇 100 克,食醋、葱花、姜末、食盐、味精、芝麻油各适量。菠菜切段,入沸水焯透,沥水;海蜇发透切丝,入沸水焯一下,沥水;枸杞子沸水泡软,沥水。各味入盆拌匀即可。每日 1 剂,分 2 次佐餐食用。具有滋阴养血、化痰降压等作用,适用于肝肾阴虚型高血压病。

(2)紫皮蒜泥 30 克,熟地黄、麦门冬各 15 克,血米、大米各 50 克,红糖适量。熟地黄、麦门冬水煎取汁,入血米、大米煮至粥将成,加紫皮蒜泥、红糖拌匀煮成粥即可。每日 1 剂,分 2 次食用。具有滋补肝肾、行滞降压等作用,适用于肝肾阴虚型高血压病。

(3)紫皮蒜头、米醋各 500 克,红糖适量。各味入广口瓶,加盖密封,每日振摇 1～2 次,浸泡 10 日启用。每次紫皮蒜头 1 个,每日 2 次,嚼食。具有健脾开胃、去脂降压等作用,适用于各型高血压病。

(4)蜜渍蒜头 2 个,酸牛奶 100 毫升,蜂蜜适量。蜜渍蒜头切碎,与酸牛奶入家用果汁机搅烂,加蜂蜜拌匀即可。每日 1～2 剂,分 1～2 次食用。具有消积解毒、行滞降压、补钙去脂等作用,适用于各型高血压病。

24. 高血压病洋葱食疗方

洋葱性温、味辛,具有杀虫除湿、清热化痰、温中消食、化肉消谷、提神健体、降压消脂等功效。以下高血压病洋葱食疗方,供酌情选用。

(1)洋葱丝 200 克,生地黄、女贞子各 15 克,鲜河蚌肉片 300 克,料酒、葱花、姜丝、食盐、味精、五香粉、植物油各适量。洋葱丝入沸水焯一下,沥水,待用;生地黄、女贞子水煎取浓汁,待用;鲜河蚌肉片入沸水焯一下,沥水,待用。植物油入锅,烧至七成热,入葱花、姜丝煸香,入鲜河蚌肉片、料酒、食盐炒匀入味,入洋葱丝烩炒,加药汁、味精、五香粉拌匀,煮至收水入味即可。每日 1 剂,分 2 次佐餐食用。具有滋阴清热、平肝降压等作用,适用于阴虚阳亢型高血压病。

(2)洋葱丝 150 克,牛肉丁、鲜山药丁(去皮)各 100 克,薏苡仁、大米各 50 克,料酒、食盐、味精、姜末、植物油各适量。薏苡仁、大米入锅,加适量水煮化,入牛肉丁、鲜山药丁、料酒、姜末拌匀煮至粥将成,加其余各味拌匀煮成粥即可。每日 1 剂,分 2 次食用。

具有益气健脾、利湿降压等作用,适用于气虚湿阻型高血压病。

(3)洋葱丝、大米各 100 克,枸杞子 15 克,女贞子 20 克,白糖适量。女贞子水煎取汁,入大米煮化,入洋葱丝、枸杞子煮成粥,加白糖调味即可。每日 1 剂,分 2 次食用。具有滋阴清热、祛痰降压等作用,适用于肝肾阴虚型高血压病。

25. 高血压病茄子食疗方

茄子性凉、味甘,具有清热凉血、通络散瘀、宽中散血、消肿止痛、抗癌等功效。以下高血压病茄子食疗方,供酌情选用。

(1)鲜嫩茄子块 300 克,鲜山楂片 15 克,猪瘦肉丝 50 克,料酒、蒜片、姜丝、豆瓣酱、湿淀粉、植物油、高汤各适量。植物油入锅,烧至七成热,入鲜嫩茄子块煸炒至酥软,沥油,待用。锅中底油烧至七成热,入猪瘦肉丝、料酒、姜丝,煸炒至猪瘦肉丝熟,入蒜片、豆瓣酱、食盐,炒至植物油发红,入鲜嫩茄子块、鲜山楂片、高汤,煮至鲜山楂片软、汁浓入味,加湿淀粉勾芡即可。每日 1 剂,分 2 次佐餐食用。具有活血化瘀、宽中通脉、去脂降压等作用,适用于气滞血瘀型高血压病。

(2)茄子 500 克,决明子 30 克,葱花、姜丝、食盐、味精、酱油、植物油、湿淀粉各适量。决明子水煎取汁,待用。植物油入锅烧至七成热,入葱花、姜丝煸香,入茄子煸炒至酥软,入食盐、味精、酱油、药汁拌匀煮沸煮入味,加湿淀粉勾芡即可。每日 1 剂,分 2 次佐餐食用。具有清热凉血、平肝潜阳等作用,适用于肝阳上亢型高血压病。

(3)紫茄子丁 150 克,冬瓜皮 100 克,大枣 15 枚,薏苡仁、粳米各 50 克,白糖适量。冬瓜皮水煎取汁,入大枣、薏苡仁、粳米煮至粳米化,入紫茄子丁煮成粥,加白糖调味即可。每日 1 剂,分 2 次食用。具有益气健脾、清热利湿、去脂降压等作用,适用于气虚湿阻型高血压病。

(4)干紫茄子粗末 20 克,绿茶 3 克,蜂蜜适量。前 2 味入杯,冲入沸水,加盖泡 15 分钟,加蜂蜜调味即可。每日 1 剂,代茶饮用,冲淡为止。具有清热解毒、利尿降压等作用,适用于肝火上炎型高血压病。

26. 高血压病番茄食疗方

番茄性微寒、味甘酸,具有生津止渴、健胃消食、清热消暑、凉血平肝、补肾利尿、除湿降压等功效。以下高血压病番茄食疗方,供酌情选用。

(1)番茄片 250 克,枸杞子 15 克,猪瘦肉丝 75 克,料酒、高汤、葱花、姜末、食盐、味精各适量。前 7 味入锅,加适量水,大火煮沸,撇去浮沫,改小火煮至猪瘦肉丝熟,加后 2 味煮沸煮入味即可。每日 1 剂,分 2 次佐餐食用。具有滋阴生津、宽中降压等作用,适用于肝肾阴虚型高血压病。

(2)番茄丁 150 克,冬瓜皮 100 克,菊花 10 克,大米 60 克,白糖适量。冬瓜皮、菊花水煎取汁,入大米煮至粥将成,加番茄丁、白糖拌匀煮成粥即可。每日 1 剂,分 2 次食用。具有清火解毒、利尿降压等作用,适用于肝火上炎型高血压病。

(3)番茄丁 200 克,何首乌末 10 克,粳米 100 克,蜂蜜适量。粳米入锅,加适量水煮化,入番茄丁煮至粥将成,入何首乌末煮成粥,加蜂蜜调味即可。每日 1 剂,分 2 次食用。具有滋补肝肾、利尿降压等作用,适用于肝肾阴虚型高血压病。

(4)番茄丁 250 克,芹菜叶、玉米须各 100 克,白糖适量。玉米须水煎取汁,入番茄丁煮熟,加芹菜叶、白糖煮沸即可。每日 1 剂,分 2 次食用。具有清热利湿、平肝降压等作用,适用于肝阳上亢型高血压病。

27. 高血压病苦瓜食疗方

苦瓜性寒、味苦,具有祛暑解热、清心明目、养血滋肝、益脾补肾等功效。以下高血压病苦瓜食疗方,供酌情选用。

(1)鲜苦瓜片 250 克,白菊花、决明子各 10 克,白糖适量。白菊花、决明子水煎取汁煮沸,加鲜苦瓜片、白糖拌匀煮沸即可。每日 1 剂,分 2 次食用。具有清热解毒、平肝降压等作用,适用于肝阳上亢型高血压病。

（2）苦瓜片 100 克，佩兰 10 克，绿茶 1 克，白糖适量。前 3 味入锅，加水 500 毫升，煎取浓汁 300 毫升，加白糖调味即可。每日 1 剂，代茶分次饮用。具有清肝解暑、除烦降压等作用，适用于肝火上炎型高血压病。

（3）苦瓜片 100 克，鲜山药丁（去皮）50 克，牛奶 200 毫升，蜂蜜适量。前 2 味入家用果汁机搅烂，与牛奶入锅煮沸，加蜂蜜调味即可。每日 1 剂，分早晚 2 次食用。具有涤热清心、益气降压等作用，适用于心肝受扰型高血压病。

（4）苦瓜片 150 克，冬瓜皮 60 克，嫩豆腐块 200 克，葱花、姜末、食盐、味精、高汤各适量。苦瓜片入沸水焯一下，沥水，待用。冬瓜皮水煎取汁，入其余各味煮沸煮入味即可。每日 1 剂，分 2 次佐餐食用。具有涤热除烦、补虚补钙、降压等作用，适用于各型高血压病。

28. 高血压病冬瓜食疗方

冬瓜性寒、味甘淡，具有清热消痰、利水解毒、降压减肥、降糖抗癌等功效。以下高血压病冬瓜食疗方，供酌情选用。

（1）冬瓜子 60 克，菊花 10 克，苦瓜丁 50 克，大米 100 克，葱花、姜末、食盐、味精、植物油各适量。前 2 味水煎取汁，入大米煮至粥将成，加其余各味拌匀煮成粥即可。每日 1 剂，分 2 次食用。具有清热解毒、利尿降压等作用，适用于肝火上炎型高血压病。

（2）冬瓜汁、鲜牛奶各 200 毫升，枸杞子 15 克，白糖适量。各味入锅，大火煮沸，改小火煮至枸杞子酥软即可。每日 1 剂，分 2 次食用。具有清热滋阴、利尿降压等作用，适用于肾阴亏损型高血压病。

29. 高血压病苹果食疗方

苹果性平、味甘酸，具有补心益气、生津止渴、和血润肤、解毒除烦、健脾调中、去脂降压等功效。以下高血压病苹果食疗方，供酌情选用。

（1）苹果丁（去皮核）150 克，生地黄、女贞子各 15 克，粟米、大米各 50 克,白糖适量。生地黄、女贞子水煎取汁,入粟米、大米煮化,入苹果丁煮成粥,加白糖调味即可。每日 1 剂,分 2 次食用。具有滋阴补虚、清热除烦、去脂降压等作用,适用于肝肾阴虚型高血压病。

(2)苹果丁(去皮核)、胡萝卜丁、大米各 100 克,薏苡仁 50 克,白砂糖适量。大米、薏苡仁入锅,加适量水煮至大米化,入苹果丁、胡萝卜丁拌匀煮成粥,加白砂糖调味即可。每日 1 剂,分 2 次食用。具有健脾利湿、去脂降压等作用,适用于气虚湿阻型高血压病。

(3)苹果丁(去皮核)200 克,芹菜 150 克,青椒 30 克,食盐、味精、胡椒粉各适量。前 3 味入家用果汁机搅烂,加适量凉开水,用干净纱布取汁,入锅煮沸,加后 3 味调味即可。每日 1 剂,分 2 次食用。具有清热平肝、去脂降压等作用,适用于肝火上炎型高血压病。

30. 高血压病香蕉食疗方

香蕉性寒、味甘,具有清热润肠、解毒除烦、止咳润肺、去脂降压、抗癌等功效。以下高血压病香蕉食疗方,供酌情选用。

(1)香蕉(去皮捣如泥)150 克,生地黄、女贞子各 15 克,小米、大米各 50 克,白糖适量。生地黄、女贞子水煎取汁,入小米、大米煮至粥将成,加香蕉、白糖拌匀煮成粥即可。每日 1 剂,分 2 次食用。具有滋补肝肾、清肝降压等作用,适用于肝肾阴虚型高血压病。

(2)香蕉(去皮切片)3 个,牛奶 200 毫升,何首乌末、枸杞子各 15 克,粳米 100 克,蜂蜜适量。粳米入锅,加适量水煮化,入香蕉、枸杞子煮至粥将成,入牛奶煮成粥,加蜂蜜调味即可。每日 1 剂,分 2 次食用。具有滋补肝肾、去脂降压等作用,适用于肝肾阴虚型高血压病。

(3)香蕉皮、白茅根各 50 克,槐花 10 克,大米 100 克,白糖适量。前 3 味水煎取汁,入大米煮成粥,加白糖调味即可。每日 1

剂,分 2 次食用。具有清热解毒、去脂降压等作用,适用于肝火上炎型高血压病。

(4)香蕉花、野菊花各 10 克,绿茶 1 克,白糖适量。各味入杯,冲入沸水,加盖泡 15 分钟即可。每日 1 剂,代茶饮用,冲淡为止。具有清热解毒、利尿降压等作用,适用于肝阳上亢型高血压病。

31. 高血压病西瓜食疗方

西瓜性寒、味甘,具有清热消暑、除烦止渴、利水消痰、清肺降压等功效。以下高血压病西瓜食疗方,供酌情选用。

(1)西瓜瓤 50 克,麦门冬、枸杞子各 15 克,大米、血米各 60 克,白糖适量。麦门冬水煎取汁,入大米、血米煮化,入枸杞子煮至粥将成,加西瓜瓤、白糖拌匀煮成粥即可。每日 1 剂,分 2 次食用。具有滋补肝肾、利尿降压等作用,适用于肝肾阴虚型高血压病。

(2)西瓜皮、冬瓜皮各 100 克,芹菜叶 150 克,生地黄 15 克,大米 100 克,白糖适量。西瓜皮、冬瓜皮、生地黄水煎取汁,入大米煮至粥将成,加芹菜叶、白糖拌匀煮成粥即可。每日 1 剂,分 2 次食用。具有滋阴清热、平肝降压等作用,适用于阴虚阳亢型高血压病。

(3)西瓜(约 2 500 克)1 个,葡萄干 100 克。西瓜洗净擦干,从蒂部切下一小块当作盖子,掏一个小洞,放入洗净、晾干的葡萄干,立即盖上盖子,用竹签插紧,放入冰箱冷藏 2 日,西瓜内满是蜜水,略带葡萄酒的纯香味。每次 100 毫升,每日 2 次,饮食。具有除烦利尿、息风降压等作用,适用于肝风上扰型(实风证型、虚风证型不清)高血压病。

(4)西瓜汁 200 毫升,野菊花 10 克,荸荠丁(去皮)、大米各 50 克,白糖适量。野菊花水煎取汁,入大米煮化,入荸荠丁煮至粥将成,加西瓜汁、白糖拌匀煮成粥即可。每日 1 剂,分 2 次食用。具有清热祛风、凉血止血、除烦降压等作用,适用于肝火上炎型高血压病。